中国医药生物技术协会药物性肝损伤防治技术专业委员会
中华医学会肝病学分会药物性肝病学组

中国药物性肝损伤
诊治指南与解读

（2023版）

主编　茅益民

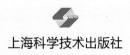

上海科学技术出版社

图书在版编目（ＣＩＰ）数据

中国药物性肝损伤诊治指南与解读：2023版 / 中国医药生物技术协会药物性肝损伤防治技术专业委员会，中华医学会肝病学分会药物性肝病学组组编；茅益民主编. -- 上海：上海科学技术出版社，2023.11
ISBN 978-7-5478-6327-5

Ⅰ．①中⋯ Ⅱ．①中⋯ ②中⋯ ③茅⋯ Ⅲ．①药物性肝炎－诊疗－指南 Ⅳ．①R575.1-62

中国国家版本馆CIP数据核字(2023)第183286号

基金项目:国家重点研发计划(2022YFC3502101)；国家科技部十三五科技重大专项(2017ZX09304016)；国家自然科学基金(81970513、82270619)

中国药物性肝损伤诊治指南与解读(2023版)
主编　茅益民

上海世纪出版(集团)有限公司
上海科学技术出版社　出版、发行
(上海市闵行区号景路 159 弄 A 座 9F - 10F)
邮政编码 201101　　www.sstp.cn
山东韵杰文化科技有限公司印刷
开本 889×1194　1/32　印张 4.625
字数：110 千字
2023 年 11 月第 1 版　2023 年 11 月第 1 次印刷
ISBN 978 - 7 - 5478 - 6327 - 5/R・2838
定价：30.00 元

本书如有缺页、错装或坏损等严重质量问题，请向工厂联系调换

内容提要

本书介绍依据最新循证医学证据制定的《中国药物性肝损伤诊治指南(2023版)》,并对其进行解读。本书由中国医药生物技术协会药物性肝损伤防治技术专业委员会和中华医学会肝病学分会药物性肝病学组牵头,组织国内专家历经2年编写完成,内容包括流行病学、临床分型和表型、风险因素、诊断和鉴别诊断、慢性和特殊表型药物性肝损伤(DILI)及治疗等。此外,指南也重点阐述了慢性肝病基础上的DILI等临床常见问题。

本书将为临床医生提供DILI识别、诊断和临床管理的专业指导,同样适用于制药企业和药品监管部门从事新药研发、药品评价、药物警戒等工作的从业人员。

编写名单

主 编

茅益民

顾 问

（按姓氏笔画排序）

王吉耀　复旦大学附属中山医院

庄　辉　北京大学医学部基础医学院

邱德凯　上海交通大学医学院附属仁济医院

陈成伟　中国人民解放军海军第九〇五医院

徐小元　北京大学第一医院

曾民德　上海交通大学医学院附属仁济医院

编写人员

（按姓氏笔画排序）

丁　洋　中国医科大学附属盛京医院

丁雯瑾　上海交通大学医学院附属新华医院

于乐成　中国人民解放军东部战区总医院

马世武　中国人民解放军联勤保障部队第九二〇医院

王晓忠　新疆维吾尔自治区中医医院

支　阳　上海交通大学医学院附属仁济医院

刘成海　上海中医药大学附属曙光医院

刘晓清　中国医学科学院北京协和医院

刘晓琰　上海交通大学医学院附属第九人民医院

刘家俊　厦门大学附属第一医院

苏明华　广西医科大学第一附属医院

杨　丽　同济大学附属同济医院

杨　瑗　西安交通大学第一附属医院

杨长青　同济大学附属同济医院

杨东亮　华中科技大学同济医学院附属协和医院

李　军　南京医科大学第一附属医院

李　磊　首都医科大学附属北京佑安医院

李东良　中国人民解放军联勤保障部队第九〇〇医院

李用国　重庆医科大学附属第一医院

李异玲　中国医科大学附属第一医院

李庭红　天津市第三中心医院

李晓芸　上海交通大学医学院附属仁济医院

邹正升　中国人民解放军总医院第五医学中心

辛晓恩　青海省第四人民医院

张　晶　首都医科大学附属北京佑安医院

陆伦根　上海交通大学医学院附属第一人民医院

陈　军　深圳市第三人民医院

陈公英　杭州师范大学附属医院杭州市第二人民医院

陈金军　南方医科大学南方医院

茅益民　上海交通大学医学院附属仁济医院

赵景民　中国人民解放军总医院第五医学中心

郝坤艳　中国人民解放军第八十一医院

郝彦琴　山西医科大学第一医院

南月敏　河北医科大学第三医院

钟　魏　上海交通大学医学院附属仁济医院

钱云松　宁波市第二医院

郭晓燕　西安交通大学第二附属医院

唐洁婷　上海交通大学医学院附属仁济医院

诸葛宇征　南京大学医学院附属鼓楼医院

黄祖雄　福建医科大学孟超肝胆医院

曹海芳　青海省第四人民医院

彭　真　河南省人民医院

傅青春　上海市公共卫生临床中心

傅　蕾　中南大学湘雅医院

温晓玉　吉林大学白求恩第一医院

谢　青　上海交通大学医学院附属瑞金医院

谢　雯　首都医科大学附属北京地坛医院

赖荣陶　上海交通大学医学院附属瑞金医院

蔡大川　重庆医科大学附属第二医院

蔡庆贤　深圳市第三人民医院

薛　峰　上海交通大学医学院附属仁济医院

独立第三方证据评估组专家

（按姓氏笔画排序）

兰州大学健康数据科学研究院

王子君　王　玲　兰　慧　刘　辉　张海绒

张娟娟　陈耀龙　赵俊贤　贺洪峰

利益冲突

所有作者均声明不存在利益冲突

致　谢

中国医药生物技术协会药物性肝损伤防治技术专业委员会和中华医学会肝病学分会药物性肝病学组全体委员，以及肝病领域以外的部分专家，完成了函审，在此致谢。

特别感谢于世英（华中科技大学同济医学院附属同济医院）、王伽伯（首都医科大学中医药学院）、邓国宏（中国人民解放军陆军军医大学西南医院）、孙克伟（湖南中医药大学第一附属医院）、孙蓉（山东大学第二医院）、李秀慧（首都医科大学附属北京佑安医院）、杨志敏（国家药品监督管理局药品审评中心）、肖小河（中国人民解放军总医院第五医学中心）、宋海波（国家药品监督管理局药品评价中心）、张力（北京中医药大学东方医院）、陆舜（上海交通大学附属胸科医院）、侯健（上海交通大学医学院附属仁济医院）、顾瑾（上海市肺科医院）、韩涛（天津市人民医院）、肇丽梅（中国医科大学附属盛京医院）等专家在本版指南外部审核过程中提出的富有建设性的意见和建议。同时，感谢支阳、李晓芸、李静、钟巍、雷晓红、曹爱平等在本版指南编写过程中所做的大量的协助工作。

前　言

作为重要的药源性疾病，药物性肝损伤（drug-induced liver injury，DILI）不仅是临床上不明原因肝损伤和不明原因肝病的主要病因，也是新药研发失败、上市后增加警示及撤市的重要原因。为更好地向临床医生和专业从业人员提供 DILI 识别、诊断和临床管理的专业指导，由中国医药生物技术协会药物性肝损伤防治技术专业委员会和中华医学会肝病学分会药物性肝病学组牵头，组织国内专家，历经两年时间、十余轮的讨论，最终完成了《中国药物性肝损伤诊治指南（2023 版）》（以下简称"指南"）的编写工作。

指南的制定遵循了国内外权威学术组织制定指南的基本流程和程序，所有的证据采集、评估都由独立的第三方完成，编写人员均签署了利益冲突声明。指南依据最新进展的循证医学证据，共形成了 50 条推荐意见，反映了 DILI 领域的新进展、新观点。与近年发布的国际医学科学组织理事会、美国、欧洲、亚太地区等各国际指南相比，无论是整体构架还是学术观点，本指南不仅与国际接轨，而且在有些方面有所创新，例如，本指南首次专门阐述了药物导致病毒性肝炎再激活，首次提出了 DILI 的治疗目标。

本书详细介绍指南的完整内容，以及形成的 50 条推荐意见，并分别对相关内容进行解读，以利于临床医生和专业从业人员能更便捷、更深入地了解 DILI 的流行病学、风险因素、诊断和治疗等的研究进展,规范诊疗行为。应该注意的是,DILI 领域高级别的循证医学证据有限,尚有大量未被满足的临床需求,故对指南的解读应谨慎。同时,指南仅提供框架性的指导意见,无法涵盖 DILI 诊疗中的所有问题。因此,实践中,临床医生应在指南的框架下,依据最新的循证医学证据,对个体患者采取最佳的管理措施。

指南的编写凝聚了所有顾问、编写人员、证据评估组专家、外部审阅组专家的心血和辛勤劳动,在此表示衷心的感谢。

2023 年 8 月

目　录

一、背景　/ 001

二、DILI 的概述　/ 003

（一）流行病学　/ 003

　　1. 普通人群中的发生率　/ 003

　　2. 住院患者中的发生率　/ 003

（二）引起 DILI 的药物　/ 009

（三）DILI 的分型　/ 011

　　1. 基于发病机制的 DILI 分型　/ 011

　　2. 基于肝损伤生化异常模式的临床分型和 R 值　/ 012

（四）临床表型　/ 014

（五）风险因素　/ 015

　　1. 药物相关风险因素　/ 015

　　2. 宿主相关风险因素　/ 016

（六）DILI 的诊断和鉴别诊断　/ 026

　　1. 临床表现　/ 026

　　2. 实验室、影像学和组织学检查　/ 026

　　3. 诊断和鉴别诊断流程　/ 029

（七）DILI 的严重程度评估和预后　/ 039

1. 严重程度评估　/ 039

2. 预后、自然史和随访　/ 040

（八）慢性和特殊表型 DILI　/ 043

1. 急性 DILI 后的慢性化和延迟恢复　/ 043

2. 慢性 DILI　/ 043

3. 特殊表型 DILI　/ 045

三、慢性肝病基础上的 DILI　/ 058

四、药物导致的病毒性肝炎再激活　/ 060

五、DILI 的常见病因　/ 064

（一）草药和膳食补充剂　/ 064

1. 流行病学　/ 064

2. 监管措施　/ 065

3. 风险因素　/ 066

4. 临床表型和临床诊断　/ 066

5. 风险管理　/ 067

（二）抗结核药物　/ 070

1. 流行病学　/ 070

2. 风险因素　/ 070

3. 临床特点和临床诊断　/ 070

4. 监测和管理　/ 071

（三）抗肿瘤药物　/ 075

1. 流行病学　/ 075

2. ICI 相关肝毒性　/ 075

3. 临床诊断的特殊考量　/ 076

4．风险管理　／078

六、DILI 的新型生物标志物　／082

七、临床试验中 DILI 的信号和评估　／084
（一）信号的检测　／084
1．海氏法则　／084
2．非海氏法则信号　／084
（二）信号的评估　／085
（三）信号的随访　／085
（四）个体受试者 DILI 的诊断和管理　／086

八、DILI 的治疗　／087
（一）及时停用可疑药物　／087
（二）合理的药物治疗选择　／088
1．N－乙酰半胱氨酸（NAC）　／088
2．糖皮质激素　／088
3．肝损伤治疗药物　／089
（三）DI－ALF／ACLF 的肝移植治疗　／090

九、DILI 的预防、管理和展望　／095
（一）DILI 防治的挑战　／095
（二）合理用药　／095
（三）展望　／096

参考文献 / 098

附录 / 114
一、名词解释 / 114
二、DILI 的常见组织病理表型、病变特征及典型药物例举 / 116
三、RUCAM 因果关系评估量表 / 119
四、报道可能导致肝损伤的中草药 / 122
五、常用术语缩写词英汉对照 / 124

一、背景

药物性肝损伤（drug-induced liver injury，DILI）是指由化学药品、生物制品、中成药等按处方药或非处方药管理的药品，以及中药材、天然药物、保健品、膳食补充剂等产品，或其代谢产物乃至其辅料、污染物、杂质等所导致的肝损伤。复杂的药物种类，不同的处方和用药习惯，对人群异质性、损伤机制、风险因素、临床表型等认识的局限，以及缺乏特异性诊断的生物标志物和有效干预措施的现状，使得 DILI 的及时识别、建立诊断、预后预测、临床管理和风险防控面临巨大的挑战。

自 2015 版《药物性肝损伤诊治指南》发布以来，DILI 领域的研究取得了较大进展，提出了一些新观点和新证据。此外，草药和膳食补充剂（herbs and dietary supplement，HDS）导致的肝损伤在西方国家快速增长，使其成为全球关注的问题。而且，随着新药研发的进展，尤其是近年肿瘤领域靶向药物和免疫检查点抑制剂（immune checkpoint inhibitor，ICI）的成功上市，DILI 领域面临新的挑战，尤其是免疫介导的 ICI 相关肝损伤。在此背景下，过去的 3 年中，欧洲、美国、亚太地区肝脏病协会和国际医学科学组织理事会（Council for International Organizations of Medical Sciences，CIOMS）等国际组织纷纷发布或更新 DILI 诊疗指南。

为此，我们组织专家根据最新研究进展提供的循证医学证据对 2015 版《药物性肝损伤诊治指南》进行更新，旨在为临床医生提供 DILI 识别、诊断和临床管理的专业指导。本指南同样适用于制药企业和药品监管部门从事新药研发、药品评价、药物警戒等专业从业人员。本指南无法涵盖或解决临床实践中 DILI 诊疗的所有问题，也非强制性标准。因此,临床医生在实践中,应充分了解相关研究证据,做出合理的诊疗决策。本指南将根据研究进展适时更新。

　　本指南的制定遵循国内外权威学术组织制定指南的基本流程和程序,所有执笔的专家均签署了利益冲突声明。指南采用英国牛津大学循证医学中心证据分级和推荐标准(2011版)进行证据评估(表1和表2),所有的证据采集、评估都由独立的第三方兰州大学健康数据科学研究院完成。

表1　英国牛津大学循证医学中心证据分级(2011版)

证据级别	描　述
1	基于RCT的系统评价、全或无研究、效应量大的观察性研究
2	单个RCT、效应量大的观察性研究
3	非随机对照的队列研究、随访研究
4	病例系列、病例对照研究、回顾性对照研究
5	机制研究

注:分级可根据证据质量、不精确性、间接性(纳入研究的PICO与目标临床问题的PICO不一致)、效应量小而降级;也可以根据大效应量进行升级。RCT,随机对照试验;PICO,是基于循证医学理论的一种将信息格式化的检索方式,将问题分为4个部分:对象(participants)、干预(interventions)、对照(comparisons)、预后(outcomes)。

表2　英国牛津大学循证医学中心推荐标准(2011版)*

推荐级别	描　述
A	证据级别为1的一致研究
B	证据级别为2、3的一致研究;证据级别为1的间接研究
C	证据级别为4的一致研究;证据级别为2、3的间接研究
D	证据级别为4研究或任何级别的不一致或不确定的研究

注:*推荐强度以2011版牛津分级为原则,但在部分推荐强度的形成过程中考虑了临床实践的具体情况并参考了欧美药物性肝损伤指南而得出最终分级。

二、DILI 的概述

（一）流行病学

1. 普通人群中的发生率　DILI 在普通人群中的真实发生率常很难被确认。由于研究方法、研究人群、诊断标准和处方习惯等的不同,目前报道的各国基于普通人群的流行病学数据差异较大,真实发生率可能更高[1]。在西方,法国和冰岛基于人群的前瞻性研究显示,普通人群中 DILI 的年发生率分别为 13.9/10 万和 19.1/10 万[2,3],而美国、西班牙和瑞典的年发生率均低于 4.0/10 万[4-6]。在亚洲,韩国普通人群中 DILI 的年发生率约为 12/10 万[7]。我国估算的年发生率至少为 23.80/10 万,高于其他国家,且呈逐年上升的趋势[8]。

2. 住院患者中的发生率　住院患者中的 DILI 发生率介于 1%～6%,显著高于普通人群[1]。此外,DILI 是不明原因肝损伤的重要病因。因黄疸就诊的患者中,DILI 占 2%～10%[9];急性肝损伤住院的患者中急性 DILI 约占 20%[10]。值得关注的是,DILI 正成为全球急性肝衰竭(acute liver failure,ALF)的主要病因,其占比正在逐渐增加[1]。在美国,约 50% 的 ALF 由对乙酰氨基酚(acetaminophen,paracetamol,APAP)和其他药物导致[11]。

解　读 ▶▶▶

尽管在普通人群中 DILI 的发生率并不算高,但在住院患者、因肝病/肝损伤就诊或住院的患者人群中,DILI 的发生率显著升高。由于国内人群普遍对合理用药、安全用药的意识薄弱,对药物的安全性尤其是肝脏安全性的认识不足,以及目前缺乏特异性 DILI 诊断标志物的现状,所以 DILI 是临床上不明原因肝损伤、不明原因肝病的最主要病因之一。不同患者复杂的用药史,通常需要临床医生仔细询问后才能获知,因此,当患者未提供或医生未询问到可疑药物的应用史时,DILI 存在漏诊的可能性。这也是文献和本指南中提到 DILI 的真实发生率可能更高的原因之一。目前,对各国报道的 DILI 流行病学数据无法直接进行比较,其原因在于各种研究的研究方法、研究人群、诊断标准、处方习惯等的不同。表 A 有助于更全面地了解 DILI 领域的流行病学研究状况。

表 A　目前报道的 DILI 流行病学研究

研究者	国家/地区	研究设计	研究人群	DILI 例数	DILI 的发生率	DILI 的识别
普通人群中 DILI 的发生率						
针对普通人群的前瞻性研究						
Sgro 等(2002)	法国	前瞻性队列研究	普通人群	34	每年 13.9/10 万	由法国监管当局定义的可归属性得分＋国际共识标准
Björnsson 等(2013)	冰岛	前瞻性队列研究	普通人群	96	每年 19.1/10 万	RUCAM＋国际共识标准
报道普通人群中 DILI 发生率的其他研究						
Raúl J Andrade 等(2005)	西班牙	前瞻性队列研究	西班牙DILI登记处	461	每年 3.42/10 万	排除任何与疾病有关的肝损伤原因＋国际共识标准＋专家意见＋CIOMS 量表

（续表）

研究者	国家/地区	研究设计	研究人群	DILI例数	DILI的发生率	DILI的识别
Vega 等（2017）	美国特拉华州	前瞻性队列研究	基于胃肠医生对DILIN中疑似 DILI进行监测	20	每年 2.7/10万	专家意见＋排除所有潜在的肝损伤原因
Suk 等（2012）	韩国	前瞻性病例系列研究	17 所大学转诊医院的病例系列研究	371	每年 12/10万	专家意见＋排除任何与疾病有关的肝损伤原因＋ALT＞3 ULN 或 TB＞2 ULN＋RUCAM
García Rodríguez 等（1994）	英国	回顾性队列研究与二级病例对照分析	利用GPRD电子健康记录进行的基于 NSAID 暴露的研究	23	每 10 万名NSAID 使用者中有3.7人，或每 10 万张NSAID 处方中有 1.1 人	排除其他原因后,无法解释的急性 或 急/慢性肝损伤＋国际共识标准
García Rodríguez 等（1996）	英国	回顾性队列研究	使用 GPRD电子健康记录进行的阿莫西林-克拉维酸和阿莫西林单药组合暴露的研究	35	每 10 万张阿莫西林处方中有 3 张	排除竞争性原因后无法解释的急性 或 急/慢性肝损伤＋国际共识标准
García Rodríguez 等（1997）	英国	比较和回顾性队列研究，	利用GPRD电子健康记录进行的基	—	氯丙嗪,异烟肼:大于100/10 万	专家意见＋排除竞争性原因后无

（续表）

研究者	国家/地区	研究设计	研究人群	DILI例数	DILI的发生率	DILI的识别
		有些是嵌套在源队列中的病例对照设计	于特定药物暴露的研究		阿莫西林-克拉维酸、西咪替丁：10～100/10万 其余药物：小于10/10万	法解释的急性或急/慢性肝损伤
De Valle等（2006）	瑞典	回顾性队列研究	某大学医院肝病门诊中出现肝脏不良反应的患者	77	每年2.3/10万	国际共识标准
Tao Shen等（2019）	中国	回顾性队列研究	在308个医疗中心进行的队列研究	25 927	每年23.8/10万	专家意见＋RUCAM

住院患者中 DILI 的流行率

研究者	国家/地区	研究设计	研究人群	DILI例数	DILI的发生率	DILI的识别
Bagheri等（2000）	法国图卢兹	前瞻性病例系列研究	一所大学医院的住院患者	13	每周6.6/1000名住院患者	计算机化的医院信息系统＋专家意见＋排除特殊部门的患者
Chun-Tao Wai等（2007）	新加坡	前瞻性病例系列研究	三级中心的病例系列研究	31	—	药物摄入史＋排除其他竞争性原因＋国际共识会议标准
Cano-Paniagua等（2019）	哥伦比亚	前瞻性队列研究	来自一所大学医院的肝脏功能检	18	100名肝脏功能检查水平改变的住	纳入标准〔ALT＞3ULN和(或)

（续表）

研究者	国家/地区	研究设计	研究人群	DILI例数	DILI的发生率	DILI的识别
			查水平升高的患者（＞18岁）		院患者中有6人	ALP≥2ULN]＋排除标准＋最新RUCAM
Mitsuhiko等（2018）	日本	前瞻性病例系列研究	来自日本27所医院的DILI病例	307	—	专家意见＋纳入标准[ALT≥150U/L和（或）ALP≥2ULN]＋DDW-日本2004研讨会的诊断标准
Ostapowicz等（2002）	美国	前瞻性队列研究	参加美国ALF研究小组的17个三级护理中心的308名ALF患者	160	39%的ALF由对乙酰氨基酚引起，13%是特异性DILI	专家意见
Reuben等（2010）	美国	前瞻性队列研究	来自美国ALF研究小组的23个学术中心的1198名ALF患者	133	11%的ALF患者为特异性DILI	专家意见
Hillman等（2016）	美国	前瞻性队列研究	ALF研究组数据库中登记的ALF和ALI患者	253	9.6%的ALF/ALI由特异性DILI引起	专家意见＋美国指南

（续表）

研究者	国家/地区	研究设计	研究人群	DILI例数	DILI的发生率	DILI的识别
Meier 等(2005)	瑞士	回顾性队列研究	使用电子健康记录(药物流行病学住院患者数据库)	88	每100个住院患者中有1人患DILI	CIOMS标准＋排除任何与疾病有关的肝损伤的原因＋世界卫生组织标准
Harshad Devarbhavi 等(2010)	印度	回顾性队列研究	一所医学院附属医院消化科的DILI患者	313	—	国际共识标准＋排除其他竞争性原因＋RUCAM
Ramazan Idilman 等(2010)	土耳其	回顾性分析＋前瞻性随访队列研究	在一所大学医院出现肝脏检查异常的患者	170	3.1%被诊断为DILI	临床怀疑＋排除其他形式的肝病＋国际共识会议标准
Vuppalanchi 等(2007)	美国	回顾性队列研究	在一所非转诊社区医院就诊的732名新发黄疸的成年人	29	4%的新发黄疸患者被诊断为DILI	专家意见＋RUCAM
Bjornson 等(2003)	瑞典	回顾性分析＋前瞻性随访队列研究	三级医疗中心的黄疸患者	4	2.3%的严重黄疸患者被诊断为DILI	国际共识标准

（续表）

研究者	国家/地区	研究设计	研究人群	DILI 例数	DILI 的发生率	DILI 的识别
Wei 等 (2007)	瑞典	回顾性队列研究	十所大学附属医院的 279 名 ALF 患者	149	42% 的 ALF 由对乙酰氨基酚引起，15% 由其他药物引起	专家意见
Goldberg 等(2015)	美国加利福尼亚州	回顾性队列研究	模拟人群为基础队列的综合医疗保健系统	32	52% 的 ALF 由 DILI 引起	专家意见

注:DILI,药物性肝损伤;NSAID,非甾体抗炎药;GPRD,一般人群研究数据库;RUCAM, Roussel Uclaf 因果评估法;ALT,丙氨酸转氨酶;ALP,碱性磷酸酶;ULN,正常值上限;TB,总胆红素;CIOMS,国际医学科学组织理事会;ALF,急性肝衰竭;ALI,急性肝损伤;DDW,消化系统疾病周;DILIN,DILI 协作网络。

（二）引起 DILI 的药物

据报道可导致肝损伤的药物至少有 1 000 种以上,LiverTox (www. livertox. org)和 Hepatox(www. hepatox. org)网站有详细信息[12,13]。由于原发疾病的流行病学状况、处方和用药习惯、人群异质性等的不同,各国或各地区导致肝损伤的药物存在差异。在欧美,非甾体抗炎药(NSAID)、抗感染药物(如阿莫西林-克拉维酸等)、草药和膳食补充剂(HDS)等是最常见的导致 DILI 的原因[14]。在亚洲,传统中药(traditional Chinese medicine,TCM)、抗结核药、抗感染药物等是最主要的病因[15]。我国引起肝损伤的最常见药物包括 TCM/HDS、抗结核药、抗肿瘤药和免疫调节剂等[8]。

解 读 ▶▶▶

DILI 的病因在各国或各地区存在显著的差异,其原因是多方面的。根据目前的研究进展,大量的与特定药物 DILI 风险增加相关的 HLA 或非 HLA 的基因多态性被报道,涉及药物代谢酶、药物转运蛋白等。因此,当前普遍的共识认为,遗传易感性可能是 DILI 的重要决定因素,这也可部分解释为何不同种族人群的 DILI 的病因存在显著的差异。此外,原发疾病的流行病学状况可能是另一个重要原因,例如,相较于欧美国家,亚太地区国家和我国是结核病的高发地区,更多结核病患者接受抗结核治疗,而目前的抗结核药大多都具有潜在的肝毒性,因此,抗结核药成为亚太地区 DILI 的重要病因。

尽管 DILI 的病因在不同国家或地区存在差异,但国外常见的 DILI 病因对我国防控相关药物的肝损伤风险具有重要的借鉴作用。对乙酰氨基酚(APAP)是引起固有型 DILI 的典型药物,肝损伤的发生与剂量呈正相关,过量使用该药是欧美国家导致急性肝衰竭的最主要病因。虽然在我国其尚不是主要的病因,但不合理使用感冒药,致 APAP 过量,进而导致急性肝衰竭在国内也被屡见报道。此外,抗生素是欧美国家 DILI 的最常见病因,我国抗生素的用量庞大,不合理或不规范甚至滥用抗生素是国内较为普遍的现象,由此导致的 DILI 风险应该是需要警惕的。因此,欧美国家常见的 DILI 病因,对中国人群也有导致 DILI 的风险,避免不合理或不规范用药,提高监测意识,有助于最大限度地避免发生 DILI,尽早发现、识别潜在的 DILI 患者。表 B 有助于更全面地了解不同国家/地区的常见 DILI 病因。

表B　不同国家/地区的常见 DILI 病因(%)

中国	日本	韩国	新加坡	印度	美国	西班牙	冰岛	法国
传统中药或膳食补充剂 26.81	非甾体抗炎药 11	草药 27.5	中国传统膳食补充剂 55	抗结核药物 57.8	抗菌药物 46.5	抗感染药物 37	抗生素 37	抗感染药物 25
抗结核药物 21.99	抗感染药物 11	处方药或非处方药 27.3	马来西亚膳食补充剂 16	苯妥英 6.7	膳食补充剂 16.5	中枢神经系统药物 14	免疫抑制剂 10	精神类药物 22.5
抗肿瘤药物或免疫调节剂 8.34	抗肿瘤药物 10	保健食品或膳食补充剂 13.7	由异烟肼、乙胺丁醇和利福平组成的抗结核药物 6	地塞米松 5.4	心血管系统药物 10	肌肉骨骼系统相关药物 11	精神类药物 7	降血脂药物 12.5
抗感染药物 6.08	膳食补充剂 9	药草或植物 9.4		奥氮平 5.4	中枢神经系统药物 9.4	心血管系统药物 11	非甾体抗炎药 6	非甾体抗炎药 10
精神类药物 4.90	胃肠系统药物 9	民间偏方 8.6		卡马西平 2.9	抗肿瘤药物 5.6	抗肿瘤药物 8	抗肿瘤药物 5	

(三)DILI 的分型

1. 基于发病机制的 DILI 分型　根据发病机制,DILI 分为固有型、特异质型和间接型[16]。三者的临床特点、典型药物等见表3。尽管多数药物导致的肝损伤以某一种特定机制为主,但某些药物可能会以不同的机制造成肝损伤。

表3　固有型、特异质型和间接型 DILI

项目	固有型	特异质型	间接型
损伤机制	药物或代谢产物对肝脏的固有毒性	代谢或免疫特异质	药物通过改变患者原来的肝脏疾病或免疫状态而间接导致的肝损伤
剂量相关性	与剂量呈正相关	通常无关，但可能需达到一定的剂量阈值	不清楚
潜伏期	通常很快（数日）	不等（数日至数年）	延迟（数月）
临床表型	肝细胞型、胆汁淤积型、混合型、特殊表型	肝细胞型、胆汁淤积型、混合型、特殊表型	肝细胞型、胆汁淤积型、混合型、特殊表型
常见典型表型列举	急性肝炎	急性肝炎、混合或胆汁淤积型肝炎	急性肝炎、病毒性肝炎再激活、DI-ALH、ICI肝炎、脂肪肝
常见药物	对乙酰氨基酚、胺碘酮、他汀类药物、烟酸、阿司匹林、可卡因、环孢素、甲氨蝶呤、肿瘤化疗药、抗逆转录病毒药物、丙戊酸、考来烯胺、肝素等	阿莫西林-克拉维酸、头孢菌素类、异烟肼、呋喃妥因、米诺环素、氟喹诺酮类、大环内酯类、酮康唑、来氟米特、非诺贝特、胺碘酮、他汀类药物、赖诺普利、苯妥英等	抗肿瘤药、糖皮质激素、单克隆抗体（抗肿瘤坏死因子、抗CD20单克隆抗体、ICI）、蛋白激酶抑制剂

注：DI-ALH，药物诱导的自身免疫样肝炎；ICI，免疫检查点抑制剂。

2. 基于肝损伤生化异常模式的临床分型和 R 值　R 值计算通

常基于首次可获得的异常肝脏生化检查,可大致反映肝损伤时的生化异常模式。根据 R 值,急性 DILI 可分为[17]:①肝细胞损伤型: $R \geqslant 5$;②胆汁淤积型: $R \leqslant 2$;③混合型: $2 < R < 5$。发病起始时的 R 值可随着肝损伤的演变而发生变化,病程中动态监测 R 值,有助于更全面地了解和判断肝损伤的演变过程。

推荐意见

❶ 以疑似 DILI 事件的首次异常肝脏生物化学检查结果计算 R 值, $R = [$丙氨酸转氨酶(ALT)实测值/ALT 的正常值上限(ULN)$]/[$碱性磷酸酶(ALP)实测值/ALP 的 ULN$]$。ALT 缺失时,可用天冬氨酸转氨酶(AST)取代进行计算。(**2**,**C**)

解 读 ▶▶▶

传统上分型,DILI 可分为固有型和特异质型。固有型 DILI 是由药物或其代谢产物对肝脏的直接毒性造成的,与剂量相关,达到一定剂量阈值或暴露水平的个体可发生肝损伤,具有可预测的特点。特异质型 DILI(idiosyncratic DILI,IDILI)仅在接触该药物的少数人群中发生,通常被认为与药物剂量无关(但近年的研究提示可能需达到一定的剂量阈值),且无法根据已知的药理作用预测,其发生主要与独特的宿主特征或风险相关,如代谢特异质和免疫特异质。间接型 DILI 是近年提出的新分型,其发生是因为某些药物会加剧先前存在的肝脏疾病(如慢性病毒性肝炎或脂肪肝),或改变患者的免疫系统状态激发免疫介导的肝损伤,而这种导致肝损伤的机制是无法用传统的固有型和特异质型来解释的。例如,大剂量激素或某些单克隆抗体导致的病毒性肝炎再激活、免疫检查点抑制剂(ICI)导致的肝损伤、药物诱导的自身免疫样肝炎(DI-ALH)等。尽管三者造成肝损伤的机制不同，但肝损伤的临床表型是类似的，均可导致常见的肝细胞型、胆汁淤积型或混合型肝损伤，也可导致少见的一些 DILI 特殊表型。需注意的是，有的药物可通过不同的机制对不同个体造成损伤，如他汀类药物可通过固有型、特异质型和间接型的不同机制导致肝损伤，英夫利昔单克隆抗体可通过特异质型和间接型的不同机制导致肝损伤。

R 值计算有助于临床医生了解肝损伤发生时和演变过程中的肝脏生化异常模式，是以 ALT/AST 显著升高为主的肝细胞损伤型，还是以 ALP 显著升高为主的胆汁淤积型，抑或是 ALT/AST 和 ALP 均升高的混合型。这为临床医生在建立 DILI 诊断时如何更有效率地做出鉴别诊断，尽快排除可表现为相同临床表型的其他病因，具有框架性的指导意义。近年，有研究提出了"新 R 值（new R，NR）"，与 R 值不同的是取 ALT 或 AST 两者中的高值进行计算。根据目前的报道，不同药物可导致相同的损伤类型，同一种药物在不同敏感个体可导致不同损伤类型。

（四）临床表型

DILI 的临床表型复杂，几乎涵盖已知的所有急性、亚急性、慢性肝损伤类型。轻者仅表现为轻、中度的肝酶升高，重者可进展为急性或亚急性肝衰竭（ALF/SALF）。肝细胞损伤型占 $42\%\sim59\%$，用药后出现 ALT 或 AST 显著升高，类似"急性肝炎"发作，是 DILI 最常见的临床表型；以 ALP 和（或）γ - 谷氨酰转移酶（gamma-glutamyl transpeptidase，GGT）升高为主要表现的胆汁淤积型也是较常见的临床表型，占 $20\%\sim32\%$；$7\%\sim13\%$ 的急性 DILI 患者可转化为慢性，临床上呈现慢性 DILI 的表现[2,3,5,8,14,18]。此外，某些药物可导致一些特殊的临床表型[19,20]。

解 读 ▶▶▶

DILI 是临床表型最为复杂的肝脏疾病。目前,已知药物可导致几乎所有的急性、亚急性、慢性肝损伤类型和一些特殊的临床表型。因此,一方面,DILI 复杂的临床表型为肝损伤病因的鉴别诊断带来了极大的挑战;另一方面,临床医生在遇到不明原因肝损伤/不明原因肝病,或排除了肝损伤的常见病因,或肝损伤无法用基础肝病/伴随的全身疾病解释等临床场景时,应考虑到药物导致的可能性,详细追问可疑药物、HDS 产品/草药,乃至化学毒物的暴露史,并评估药物导致的可能性。

(五)风险因素

已知的风险因素可归纳为药物相关和宿主相关两大类。尚无充分的证据表明,目前文献报道的药物和宿主相关风险因素可增加全因 DILI 的易感性。然而,对于某些特定药物,一些风险因素可能会增加 DILI 的易感性[1]。

1. 药物相关风险因素

(1)具有潜在肝毒性风险的药物特性

1)剂量和亲脂性:对固有型 DILI 而言,肝损伤的发生风险与剂量呈正相关。特异质型 DILI 传统上被认为与剂量无关。然而,一些研究提示,IDILI 的发生可能需达到一定的剂量阈值[21,22]。高亲脂性药物可能会增加 IDILI 的发生风险[23]。高亲脂性[油水分配系数(LogP)>3]和(或)日剂量(>100 mg)的药物,即"两因素法则"(RO2),可能与 IDILI 的风险增加有关[24]。

2)活性代谢产物:体内活性代谢产物(reactive metabolites,RM)的形成在 IDILI 发生中可能发挥重要作用。将 RM 纳入 RO2

的新评分模型,可更准确地预测 IDILI 的风险和严重程度[24]。

3) 药物影响胆汁酸盐输出泵和线粒体功能:同时影响 ATP 依赖性胆汁酸盐输出泵(bile salt export pump,BSEP)和线粒体功能的药物诱发 DILI 的风险更高[25],如环孢素 A、波生坦、曲格列酮和伊马替尼的肝毒性均与其抑制 BSEP 的功能相关[26,27]。

(2) 药物相互作用 一些药物在联合使用时可增加肝毒性。联合用药时的药物相互作用可通过诱导、抑制或底物竞争调节活性代谢物的产生,特别是通过细胞色素 P450(CYP450)对某些药物的反应,从而影响个体发生 IDILI 的风险[28]。联合使用 CYP450 酶诱导剂卡马西平或苯妥英钠时,可增加丙戊酸的肝毒性风险。同样,利福平作为一种强效的 CYP450 酶诱导剂,与异烟肼联合使用时可增加抗结核治疗时的肝毒性风险。

2. 宿主相关风险因素

(1) 非遗传因素

1) 年龄:年龄并非是所有药物引起 DILI 的一般风险因素,但可能与特定药物有关。例如,高龄可增加异烟肼、阿莫西林-克拉维酸、呋喃妥因等药物引起肝损伤的风险[29]。

2) 性别:目前尚无充分的证据表明女性对所有药物引起 DILI 的风险更高,但女性对某些特定药物的易感性更高,如米诺环素和呋喃妥英诱导的自身免疫性肝炎(autoimmune hepatitis,AIH)[30]。

3) 乙醇(酒精)和妊娠:目前无证据表明长期饮酒是全因 DILI 的风险因素,但大量饮酒可增加特定药物(如 APAP、异烟肼、甲氨蝶呤和氟烷)的 DILI 风险[31]。由于很少用药,孕妇发生 DILI 整体少见,四环素是目前已知的唯一可增加妊娠期 DILI 风险的药物[32]。

4) 伴随疾病:伴随疾病增加 DILI 风险的整体证据有限。现有证据并不支持糖尿病和肥胖会增加全因 DILI 的易感性[5],但可能会增加某些特定药物的 DILI 风险,如他莫昔芬和甲氨蝶呤相关的脂肪性肝病[33,34]。

（2）遗传因素：DILI 的遗传易感性涉及药物代谢酶、药物转运蛋白和人类白细胞抗原系统（human leukocyte antigen，HLA）等的基因多态性，可能是 DILI 的重要决定因素。CYPs 的遗传多态性，可能与某些药物的 DILI 风险增加相关[35,36]。HLA 基因多态性与一些特定药物的 DILI 风险也被报道[1]。最近的大型全基因组关联研究（Genome-Wide Association Studies，GWAS）结果显示，*PTPN*22 的 rs2476601 变异增加了多种药物的 DILI 风险，包括阿莫西林-克拉维酸、特比萘芬、氟环西林和氟哌酸等[37]。需提醒的是，目前报道的与特定药物 DILI 风险增加相关的 HLA 或非 HLA 的基因多态性，可能还与某些生理或其他疾病状态相关，在推广到临床应用前尚需进一步验证。

解 读 ▶▶▶

DILI 的发生、进展和临床预后，是多因素介导的复杂生物学过程，涉及药物、宿主和环境等诸多风险因素。肝脏在受到药物或其代谢产物引发的最初打击后，随之会迅速激发机体适应性保护反应。当两者失衡，机体适应性保护机制不足以对抗肝细胞损伤激发的炎症反应并促进损伤的肝细胞修复、再生时，DILI 就会发生并最终进展为严重肝损伤。目前已知的风险因素见图 A，需强调的是，无充分证据表明，目前报道的风险因素可增加全因 DILI 的易感性。

1. 药物相关风险因素 尽管不能解释所有药物导致的肝损伤，但现有的一些研究表明，药物的剂量、亲脂性、活性代谢产物、影响 BSEP 和线粒体功能等被认为是具有潜在肝毒性的药物特性。

（1）药物剂量：毫无争议，固有型 DILI 具有剂量依赖性，肝损伤风险与剂量呈正相关，如 APAP 导致的肝损伤。由于可在推荐剂量

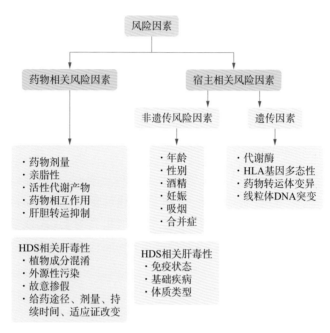

图 A   DILI 的风险因素

HDS，中草药和膳食补充剂；HLA，人类白细胞抗原系统

下发生肝损伤，特异质型 DILI 的发生传统上被认为与剂量无关。然而，一些研究表明，药物剂量可能在特异质型 DILI 中起作用。一例高龄女性因服用双倍剂量阿托伐他汀而导致 ALF 的病例报道表明，尤其对于具有高亲脂性等特性的药物，可能存在所谓的阈值剂量。来自冰岛的一项研究报道，在 72 例由单一药物引起的特异质型 DILI 患者中，63 例（88%）患者的药物日剂量≥50 mg。来自流行病学调查的研究也显示，因 DILI 进行肝移植的患者，可疑药物的日剂量通常≥50 mg。尽管上述研究提示特异质型 DILI 的发生可能需达到一定的剂量阈值，但是，其发生风险是否与更高的剂量相关目前仍未知。因此，药物剂量本身并非特异质型 DILI 的可靠预测风险因

素,还需要考虑药物的其他特性。

(2)亲脂性:亲脂性是药物的一种理化特性,可影响细胞吸收、药物代谢动力学和毒性。高亲脂性药物可能会增加 DILI 的发生风险。据研究报道,将亲脂性和日剂量结合起来,即所谓的"两因素法则"(RO2),比单独的日剂量更能准确预测 DILI。对美国 164 种已批准的药物进行分析发现,高亲脂性(LogP>3)和日剂量(>100 mg)与 DILI 风险增加有关。高亲脂性可促进药物进入肝细胞和肝脏代谢,反之又会导致活性代谢产物的增加,从而进一步增加 DILI 风险。因此,最近开发的一种新的评分模型,将活性代谢产物纳入"RO2"中,大幅度提高了对 DILI 风险的预测能力并可预测其严重程度。尽管如此,此模型尚需进一步验证才能被真正用于临床。

(3)活性代谢产物:活性代谢产物可改变细胞蛋白质的功能和结构,因此被认为是导致 DILI 的风险因素。药物诱发特异性中毒机制的经典假说——"嵌合体载体假说"认为,药物或其活性代谢产物可作为合体载体与蛋白质或其他大分子结合,而引发免疫反应。一些导致 DILI 的药物可在肝脏中转化为活性代谢产物,如罗美昔布和曲格列酮,两者已因严重、致命的肝毒性而退出市场。然而,有些药物如溴芬酸钠、波生坦和纳曲酮的肝毒性的产生并不包括活性代谢产物的形成。此外,炔雌醇和雷洛昔芬等药物,尽管活性代谢产物的形成参与了它们的代谢过程,但并未观察到这些药物具有明显的肝毒性。因此,尽管活性代谢产物的形成在特异质型 DILI 的发生机制中可能发挥重要作用,但活性代谢产物的产生并不意味着一定会发生特异质型 DILI,两者间并不存在绝对的因果关系。

(4)药物影响 BSEP 和线粒体功能:肝细胞分泌的胆汁酸盐主要通过肝脏转运蛋白[如 ATP 依赖性胆汁酸盐输出泵(BSEP)]转运至胆管,当 BSEP 的功能受损时可导致肝细胞内胆汁酸盐过度积聚,诱发氧化应激和肝细胞死亡。抑制 BSEP 功能的药物或代谢物可能会导致 DILI。例如,环孢素 A 是一种强效的 BSEP 抑制剂,经常与胆汁淤积性 DILI 的发生有关。某些药物,如波生坦、曲格列酮和伊马替尼,因存在与 BSEP 相关的肝毒性已被撤出市场或受到警告,但某些 BSEP 抑制剂,如吡格列酮和辛伐他汀,则肝毒性较小。最近的一项研究显示,同时影响 BSEP 和线粒体功能的药物诱发 DILI 的风险较高。线粒体功能失调会减少 ATP 的产生,从而进一步加剧 BSEP 的抑制作用。肝脏转运体糖蛋白在介导对化疗药物的多药耐药性方面发挥着重要作用。多药耐药性 P-糖蛋白家族的几个成员可以转运有机阴离子、胆红素和药物代谢产物,如 MRP2/MRP3/MRP4 和 BSEP。研究表明,抑制 MRP3/MRP4 和 BSEP 的药物比单独抑制 BSEP 的药物更能准确预测发生 DILI 的风险。

(5)药物相互作用:值得注意的是,某些药物在联合使用时会增加肝毒性。利福平是一种强效细胞色素 P450(CYP450)酶诱导剂,已被证明与异烟肼联用于抗结核治疗时会增加肝毒性风险。利福平与异烟肼合用会产生协同效应。此外,当异烟肼与非核苷类逆转录酶抑制剂和蛋白酶抑制剂合用时,发生 DILI 的风险也更高。肥胖症患者的 DILI 风险较高,这可能与肥胖促使 CYP450 活性增强,从而增加活性代谢产物的产生有关。同服药物可通过诱导、抑制或底物竞争等方式调节活性代谢产物的生成,特别是影响 CYP450 对某些药物的代谢,从而增加发生 DILI 的风险。例如,联合使用 CYP450 酶诱导剂抗惊厥药(如卡马西平或苯妥英)可增加丙戊酸诱发肝毒性的风险,从而证实了药物的相互作用对肝毒性风险和临床结局产生影响。

2. 宿主相关的非遗传相关风险因素

(1)年龄:在 CIOMS/RUCAM 因果关系评估量表中,年龄>55

岁的患者需额外加分，这可能导致将高龄作为 DILI 的一般风险因素。然而，来自西班牙的数据显示，年龄≥65 岁的 DILI 患者占比约为 33%。US-DILIN 的报道提示，年龄≥65 岁的 DILI 患者仅为 16.6%。因此，根据现有证据，高龄的老年人，并不意味着对所有药物暴露后肝损伤的易感性均增加，但对一些特定药物可能会增加引起 DILI 的风险。正如指南中提到的，年龄并非是所有药物引起 DILI 的一般风险因素。最近提出的改良电子化因果关系评估量表（Revised Electronic Causality Assessment Method，RECAM），在原 RUCAM 因果关系评估量表中删除了年龄＞55 岁患者的额外加分，也体现了学术界对这一问题的普遍共识。值得注意的是，老年患者更易发生胆汁淤积型 DILI，且与 DILI 延迟恢复或慢性化的风险增加相关。根据现有报道，儿童所占的 DILI 病例大多不到 10%，中枢神经系统药物（如抗癫痫药和精神药物）是引起儿童 DILI 的常见原因。

（2）性别：目前，无充分证据表明女性的全因 DILI 风险更高，故性别不是 DILI 的一般风险因素。西班牙 DILI 登记处共分析了 843 例 DILI 病例，结果显示性别分布相对平均，女性 DILI 的占比为 48%。然而，值得注意的是，女性似乎更容易因米诺环素和硝基呋喃妥因等特定药物而导致肝损伤。米诺环素和硝基呋喃妥因导致 DILI 的典型特征是药物诱导的自身免疫样肝炎，而女性特发性 AIH 的易感性更高，约占病例的 80%～90%。此外，一些研究表明，女性是 APAP 肝损伤的主要患者，而且发展为 ALF 的风险更高。

（3）酒精与妊娠：尽管饮酒也包括在 CIOMS/RUCAM 因果关系评估量表中，但无证据表明长期饮酒是导致全因 DILI 的风险因素。不过，有证据表明，大量饮酒会增加特定药物（如 APAP、异烟肼、甲氨蝶呤和氟烷）导致 DILI 的风险。作为 CYP2E1 的诱导剂，酒精会影响 N－乙酰－P－苯唑喹啉(NAPQI)的形成,从而增加 APAP 的肝毒性风险。由于孕妇很少使用处方药,因此 DILI 在孕妇中非常罕见。孕妇发生 DILI 的常见原因包括抗高血压药物,如甲基多巴和肼屈嗪,抗菌药物和丙基硫尿嘧啶。据报道,妊娠期丙基硫脲嘧啶引起的 DILI,严重者需接受肝移植治疗。除四环素,目前尚无证据证实妊娠会增加 DILI 的发生风险。

(4)伴随疾病:总体而言,伴随疾病影响 DILI 易感性和预后的证据有限。糖尿病似乎并不增加全因 DILI 的易感性。然而,DILIN 的一项研究发现,糖尿病是严重 DILI 的一个独立风险因素。虽然肥胖可能对 ALF 患者的预后有不利影响,但尚无足够证据表明体重指数对 DILI 的模式、严重程度和预后产生重大影响。2 型糖尿病和肥胖可能会增加特定药物的 DILI 风险。例如,据报道,超重和肥胖女性患他莫昔芬相关脂肪肝的风险增加了一倍。伴有 2 型糖尿病或体重超重的银屑病患者与不伴有代谢相关风险因素的患者相比,即使用药剂量较低,发生甲氨蝶呤相关肝纤维化的风险和 DILI 的严重程度也显著增加。美国最近的一项前瞻性研究表明,伴随疾病与疑似 DILI 患者 6 个月内的总死亡率密切相关。

抗逆转录病毒疗法(antiretroviral therapy,ART)导致 DILI 的发生率为 $2\%\sim18\%$,多数为轻度肝损伤,通常自行缓解。一些研究表明,合并感染慢性乙型肝炎(chronic hepatitis B,CHB)和(或)慢性丙型肝炎(chronic hepatitis C,CHC)的 HIV 感染患者在接受抗 HIV 治疗时发生 DILI 的风险可能增加。合并丙型肝炎的 HIV 感染患者中,在接受高效抗逆转录病毒疗法(highly active antiretroviral therapy,HAART)时的暴发性肝衰竭风险增加。但是,在这些研究中,慢性肝炎的免疫重建和潜在的病毒再激活是潜在的干扰因素。因此,需要更多研究来阐明伴随的传染性肝病和 DILI 之间的潜在关系。

伴随的基础肝脏疾病对 DILI 易感性的影响尚未完全阐明。一些研究表明非酒精性脂肪性肝病(nonalcoholic fatty liver disease, NAFLD)可能会增加 DILI 的风险,以及由特定药物诱发的 DILI,如他莫昔芬、甲氨蝶呤和免疫检查点抑制剂。但关于 NAFLD 是否会增加全因 DILI 的发生风险,目前还没有充分的证据。尽管缺乏足够的证据表明基础慢性肝病可能会增加 DILI 的风险,但伴随基础肝病的 DILI 患者发生更严重后果的风险更高。值得注意的是,DILIN的数据表明,伴基础肝病的 DILI 患者的总死亡率明显高于无基础肝病的 DILI 患者(16% vs 5.2%)。与此类似,西班牙的数据也显示,存在基础肝病的 DILI 患者,其死亡风险高于无基础肝病的 DILI 患者(7.5% vs 1.8%)。

3. 宿主相关的遗传相关风险因素 在不同种族人群中,DILI的病因存在差异。例如,来自 US - DILIN 的前瞻性队列显示,在非洲裔美国人中,复方磺胺甲噁唑是造成 DILI 最常见的可疑药物;而在白种人中,阿莫西林-克拉维酸则是主要原因。尽管这些差异可以用不同的用药习惯来解释,但种族可能也是造成遗传易感性的重要原因。此外,在多数已被批准的药物中,个体暴露后发生特异质型 DILI 的概率在 $1/1\,000\,000 \sim 1/1\,000$。对于暴露于相同剂量、相同药物的人群而言,为何少数人群会发生 IDILI,而多数人群则不会?在发生 IDILI 的不同患者中,为何有的仅表现为无症状的肝酶升高,而有的则可导致严重的临床结局,如急性肝衰竭甚至死亡?这些现象都提示,DILI 的发生和发展,可能与遗传易感性有着密切的关联。随着全基因组关联研究(GWAS)的发展,大量的研究聚焦于特定药物的 DILI 易感性,并取得了很大的进展。人类白细胞抗原(HLA)基因和非 HLA 基因与特定药物的 DILI 风险被报道,表 C 为目前报道的 HLA 的基因多态性与特定药物的DILI 风险。

表 C HLA 的基因多态性与特定药物的 DILI 风险

药物类型	具体药物	HLA 基因	地区/人群	OR	与该位点基因多态性相关的其他疾病
抗感染药物	阿莫西林-克拉维酸	DRB1 * 15:01	苏格兰	9.25	多发性硬化
			英国	2.59	Goodpasture 综合征
		A * 02:01	欧洲	2.3	—
		A * 30:02	西班牙	6.7	—
		B * 18:01	西班牙	2.9	亚急性甲状腺炎
		B * 15:18	美国	7.78	—
	氟氯西林	B * 57:01	欧洲	36.6	—
		B * 57:03	欧洲	19.8	
	米诺环素	B * 35:02	美国	29.6	—
	呋喃妥因	DRB1 * 11:04	美国	4.29	抗 HMGCR 抗体阳性肌病;系统性硬化症
	复方磺胺甲噁唑(复方新诺明)	B * 14:01	欧裔美国人	9.2	—
		B * 35:01	非裔美国人	NA	
	特比萘芬	A * 33:01	欧洲	40.5	—
	氨苯砜	B * 13:01	印度	NA	氨苯砜诱导的超敏综合征
	阿巴卡韦	B * 57:01	NA	NA	阿巴卡韦诱导的超敏反应
抗结核药物	异烟肼等[*]	B * 52:01	欧裔人群	2.67	大动脉炎
		C * 12:02		6.43	—

(续表)

药物类型	具体药物	HLA 基因	地区/人群	OR	与该位点基因多态性相关的其他疾病
抗肿瘤药物或免疫调节剂	英夫利昔	B∗39:01	欧洲	43.6	—
	拉帕替尼	DRB1∗07:01	NA	14	抗合成酶综合征
	帕唑帕尼	B∗57:01	NA	2.1	—
草药及膳食补充剂	何首乌	B∗35:01	中国	143.9	抗 SLA/LP 抗体阳性 AIH
	汉方药物**	B∗35:01	日本	9.56	—
	姜黄	B∗35:01	美国	NA	—
	绿茶提取物	B∗35:01	美国	NA	—
其他药物	卡马西平	A∗31:01	欧洲	7.3	卡马西平诱导的 SCAR；拉莫三嗪诱导的 SCAR
	氟吡汀	DRB1∗16:01	德国	18.7	—
	非诺贝特	A∗33:01	欧洲	58.7	—
		A∗34:02	美国	NA	—
	别嘌呤醇	B∗53:01			—
		B∗58:01			别嘌呤醇诱导的 SCAR
	甲巯咪唑	C∗03:02	中国	14.9	—

注:∗含有异烟肼的抗结核治疗;∗∗含有黄芩、大黄、栀子及甘草;HLA,人类白细胞抗原;OR,比值比;Goodpasture 综合征,肺出血肾炎综合征;抗 SLA/LP 抗体,抗可溶性肝抗原/肝胰抗原抗体;抗 HMGCR 抗体,抗 3-羟基-3-甲基戊二酰辅酶 A 还原酶抗体;AIH,自身免疫性肝炎;SCAR,严重表皮不良反应;NA,不可用。

(六) DILI 的诊断和鉴别诊断

1. **临床表现** DILI 的临床表现无特异性,与其他各种急、慢性肝病类似。急性起病的肝细胞损伤型患者,轻者可无任何症状;重者则可出现黄疸,如全身皮肤和(或)巩膜黄染、尿色加深等,伴或不伴不同程度的乏力、食欲减退、厌油、肝区胀痛及上腹不适等非特异性消化道症状。胆汁淤积明显者可出现黄疸、大便颜色变浅和瘙痒等表现。进展为 ALF/SALF 者则可出现黄疸、凝血功能障碍、腹水、肝性脑病等相关症状。特殊表型患者,可呈现各自不同的临床表现,如药物超敏反应综合征患者可出现发热、皮疹等肝外症状[38]。

2. **实验室、影像学和组织学检查**

(1)实验室检查

1)完整的肝脏生化检查及诊断阈值:完整的肝脏生化检查包括:丙氨酸转氨酶(ALT)、天冬氨酸转氨酶(AST)、碱性磷酸酶(ALP)、γ‐谷氨酰转移酶(GGT)、总胆红素(TBil)、直接胆红素(DBil)和白蛋白等。血清 ALT、AST、ALP 是可反映肝损伤的指标,结合反映肝脏功能受损的指标如 TBil、白蛋白、凝血酶原时间(PT)或国际标准化比值(INR),有助于判断肝损伤严重程度。

诊断急性 DILI 时肝脏生化阈值需达到下述标准之一:①ALT≥5 ULN;②ALP≥2 ULN(尤其是伴随 GGT 升高且排除骨骼疾病引起的 ALP 水平升高);③ ALT≥3 ULN 同时 TBil≥2 ULN[17,20]。未达上述阈值标准而因果关系评估为药物引起者,可界定为药物性肝脏生化异常。需提醒的是,上述肝脏生化阈值标准仅适用于急性 DILI 的诊断,不适用于慢性和特殊表型 DILI 的临床诊断。

2)排除其他病因的实验室检查:排除其他常见病因的实验室检查见表 4。

表4 DILI 诊断中排除其他常见病因的实验室检查

疾病	实验室检查
甲型、乙型、丙型、戊型病毒性肝炎	抗 HAV 抗体(IgM);HBsAg,抗-HBc 抗体,HBV DNA;抗 HCV 抗体,HCV RNA;抗 HEV 抗体(IgM 和 IgG),HEV RNA
CMV、HSV、EBV 感染	抗 CMV 抗体(IgM 和 IgG),抗 HSV 抗体(IgM 和 IgG);抗 EBV 抗体(IgM 和 IgG)
自身免疫性肝炎	ANA 和 ASMA 滴度,IgG, IgA, IgM
原发性胆汁性胆管炎	AMA(尤其 AMA-M2)滴度,IgG, IgA, IgM
酒精性肝病	饮酒史、GGT、MCV
非酒精性脂肪性肝病	超声或 MRI
缺氧/缺血性肝病	病史:急性或慢性充血性心力衰竭、低血压、缺氧、肝静脉阻塞。超声或 MRI
胆道疾病	超声或 MRI、ERCP(视情况而定)
威尔逊病	铜蓝蛋白
血色素沉着症	铁蛋白、转铁蛋白饱和度
α-1-抗胰蛋白酶缺乏症	α-1-抗胰蛋白酶

注:HAV,甲型肝炎病毒;IgM,免疫球蛋白 M;HBsAg,乙型肝炎表面抗原;抗-HBc,乙型肝炎核心抗体;HBV,乙型肝炎病毒;HCV,丙型肝炎病毒;HEV,戊型肝炎病毒;IgG,免疫球蛋白 G;CMV,巨细胞病毒;HSV,单纯疱疹病毒;EBV,人类疱疹病毒 4 型;ANA,抗核抗体;ASMA,抗平滑肌抗体;AMA,抗线粒体抗体;GGT,γ-谷氨酰转移酶;MCV,平均红细胞容积;MRI,磁共振成像;ERCP,内镜下逆行胰胆管造影术;威尔逊病,肝豆状核变性。

(2)影像学检查:超声、CT 或 MRI 是包括 DILI 在内各种肝脏疾病诊断或鉴别诊断中的常用影像学检查手段。对所有疑似 DILI 患者应行腹部超声作为常规检查进行初步排查。CT/MRI 或超声内镜等常规影像学检查应视患者的具体情况而定,必要时可考虑进行磁共振胰胆管造影术(MRCP)或内镜下逆行胰胆管造影术(ERCP)。

（3）组织学检查：DILI 的组织学表现复杂多样，几乎涵盖了肝脏病理改变的全部范畴。根据受损的靶细胞，如肝细胞、胆管上皮细胞、肝窦和肝内静脉系统的血管内皮细胞，组织学上可呈现炎性坏死、胆汁淤积、肝细胞脂变及脂肪性肝炎样改变、血管炎及血管病变、不同程度的肝纤维化乃至肝硬化、肝脏肿瘤等各种急、慢性类型的病变。DILI 发生时受损的靶细胞类别在很大程度上决定了其临床表型为常见的肝细胞损伤型、胆汁淤积型、混合型，还是以血管损伤等为表现的特殊临床表型。迄今尚无统一的 DILI 组织学评分系统，DILI 的常见组织病理学类型见附录二[39-41]。

DILI 缺乏特征性组织学改变，因此，病理学提示的损伤类型和严重程度需紧密结合临床表现、用药史、实验室检查等做出 DILI 的诊断。在 DILI 病程的不同阶段进行肝活检，组织学的改变可能不尽相同。此外，对于有基础肝病的患者，组织学改变可与基础肝病重叠，在描述和解读 DILI 组织学表现时应注意区分，以利于更好地做出鉴别诊断。

推荐意见

② 在基线和服药期间的常规监测中，应开展完整的肝脏生化检查，至少包括：ALT、AST、ALP、GGT、TBiL、DBiL、白蛋白，必要时应加测 PT 或 INR。（**3，B**）

③ 诊断急性 DILI 时，肝脏生化阈值需达到下列 3 个标准之一：①ALT≥5 ULN；②ALP≥2 ULN（尤其是伴随 GGT 升高且排除骨骼疾病引起的 ALP 水平升高）；③ALT≥3 ULN 同时 TBiL≥2 ULN。（**4，B**）

④ 疑似 DILI 患者应常规行腹部超声进行初步排查。其他影像学手段如 CT/MRI、MRCP/ERCP，视患者的具体情况而定。（**3，B**）

3. 诊断和鉴别诊断流程

(1)疑似 DILI 患者的发现:完整肝脏生化检查的定期监测是及时发现疑似 DILI 患者的重要措施,尤其是对于服用已知具有肝毒性药物的患者,或者 DILI 的高风险人群。出现下述情况,临床上应怀疑 DILI 的可能性:①基线肝酶正常的患者,用药后出现 ALT/AST、ALP、TBil 等显著升高,达到诊断急性 DILI 时的肝脏生化阈值者;②有基础肝病基线肝酶异常的患者,用药后出现肝酶较可获得的基线平均水平升高超过一倍者,或者反映肝脏功能受损的指标显著恶化而无法用基础肝病解释者;③用药后出现明显肝病相关症状者;④不明原因肝损伤或肝病,尤其是已排除了其他常见病因者。

(2)病史采集:详细、完整的包括可疑药物应用史在内的病史采集对评估因果关系、最终建立 DILI 诊断至关重要。准确的可疑药物暴露史、DILI 事件的发生和演变,以及与药物暴露或停药的时效关系、既往肝损伤或肝病史、用于排除其他肝损伤病因的实验室检查等病程信息是关键。通常,DILI 事件发生于暴露某一特定可疑药物的 6 个月内,但也有例外。对所有疑似 DILI 患者,至少需采集的病史信息见表 5。

表 5　疑似 DILI 患者建议采集的病史信息

病史	建议采集的病史信息	备　注
人口学资料	性别、年龄、种族	尤其是与竞争性病因相关
饮酒史	过去与现在饮酒的变化;每日/每周估计的饮酒量;饮酒时限	尤其是与疑似 DILI 事件发生可能相关的饮酒史;排除酒精性肝病可能
过敏史	是否有过敏史	尤其药物过敏史

（续表）

病史	建议采集的病史信息	备注
可疑药物	化学名/商品名	发病前 6 个月内开始使用的药物、生物制剂或 HDS 产品/中草药的完整清单
	开始/停止用药时间	用药疗程/暴露时间
	剂量/用药方法	每日剂量/口服、静脉、肌内注射等
	既往暴露史及反应/既往同类药物暴露史及反应	评估可能存在的再激发或特定交叉反应
合并用药	要求同"可疑药物"项	评估或排除合并用药导致 DILI 的可能性
疑似 DILI 事件的相关病史	疑似 DILI 事件开始发生时间	评估与可疑药物是否存在明确、合理的时效关系
	潜伏期	开始/停止用药到首次发病的时间
	症状/体征	是否存在肝病相关或肝外症状体征，以及出现时间
	首次异常的肝脏生化检查	检查日期、指标，评估肝损伤分型和特点
	去激发/再激发	停药后肝损伤恢复/演变情况，是否存在再激发，以及再激发的时间、反应
	排除肝损伤其他病因的实验室检查/影像学检查	病毒性肝炎标志物、自身免疫性肝炎抗体及 IgG 水平等，超声±多普勒、CT 或 MRI±MRCP
	组织学检查（如有）	与 DILI 事件相关的活检时间、组织学特征
	临床转归	恢复、好转，或达到相应临床结局的事件及时间

（续表）

病史	建议采集的病史信息	备 注
伴随疾病	原发疾病	明确服用可疑药物指征，评估或排除原发疾病进展造成肝损伤的可能
	慢性肝病史	明确伴随的慢性肝病史、治疗及目前情况，以甄别疑似 DILI 事件病因，以及评估与特定药物 DILI 风险增加相关的慢性肝病
	其他伴随疾病	尤其与竞争性病因相关的全身其他疾病，或与特定药物 DILI 风险增加的伴随疾病
既往肝损伤史	既往 DILI 史及转归	明确既往 DILI 事件的可疑药物及转归
	既往的其他肝病/肝损伤史	明确既往的肝病史或肝损伤的可能病因、治疗及转归，评估与疑似 DILI 事件的相关性

注：DILI，药物性肝损伤；HDS，草药和膳食补充剂；CT，计算机断层扫描；MRI，磁共振成像；MRCP，磁共振胰胆管造影。

推荐意见

⑤ 下述情况应怀疑 DILI 的可能：①用药后出现 ALT/AST、ALP、TBiL 显著升高；②基线肝酶异常者，用药后出现肝酶较可获得的基线平均水平升高超过一倍而无法用基础肝病解释者；③用药后出现明显非特异性肝病相关症状者；④不明原因肝损伤或肝病，尤其是已排除了其他常见病因者。对于药物暴露史不明确者，应详细追问并明确是否存在可疑药物或化学毒物暴露史。（5，B）

⑥ 疑似DILI患者,建立诊断或进行因果关系评估至少需采集的病史信息包括:①可疑药物信息及开始和停止用药时间;②可疑药物和(或)同类药物的既往暴露史及反应;③其他合并用药信息及反应;④疑似DILI事件的起病时间、预后、去激发的反应等;⑤伴随疾病和基础肝病或既往肝损伤史;⑥排除肝损伤其他病因。(*4,B*)

（3）诊断原则和鉴别诊断

1）诊断原则:由于缺乏特异性的诊断生物标志物,DILI的诊断目前仍是基于详细病史采集、临床症状和体征、血清生化学、影像学和组织学等的排他性策略。根据药物不良反应/事件关联性评价的原则,建立诊断最终很大程度上依赖于:①药物暴露或停药与肝脏生化学的改变有明确、合理的时效关系;②肝损伤的临床和(或)病理学表现(型)与可疑药物已知的肝毒性一致;③停药或减少剂量后肝损伤显著改善或恢复正常;④再次用药后肝损伤再次出现;⑤排除了肝损伤的其他病因和基础肝病的活动或复发,且无法用其他合并用药/治疗手段、原发疾病进展来解释。

2）鉴别诊断:疑似DILI患者排除其他病因的鉴别诊断策略,可根据肝损伤的临床类型或表型,优先排查表现为相同肝损伤类型的其他常见肝病。DILI的诊断和鉴别诊断流程见图1。必要时,应考虑肝组织活检,以获得利于鉴别诊断的重要信息。

尽管多数情况下无法仅依靠组织学表现独立做出DILI的诊断,但肝组织活检可提供肝损伤组织学类型、范围及严重程度的大量信息,在鉴别诊断时具有重要价值。最近的研究指出,肝组织活检可显著影响Roussel Uclaf因果关系评估量表(Roussel-Uclaf Causality Assessment Method,RUCAM)的评分[42]。出现下述情况时建议进

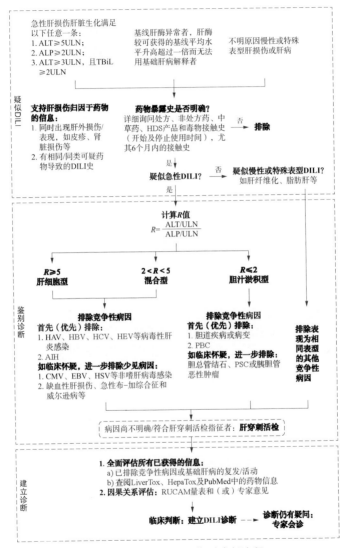

图 1　DILI 的诊断和鉴别诊断流程

注：ALT，丙氨酸转氨酶；ALP，碱性磷酸酶；TBiL，总胆红素；ULN，正常值上限；HAV，甲型肝炎病毒；HBV，乙型肝炎病毒；HCV，丙型肝炎病毒；HEV，戊型肝炎病毒；AIH，自身免疫性肝炎；CMV，巨细胞病毒；EBV，人类疱疹病毒 4 型；HSV，人类疱疹病毒；PBC，原发性胆汁性胆管炎；PSC，原发性硬化性胆管炎。

行肝活组织检查[43]：①其他竞争性病因无法完全排除，尤其是 AIH 仍无法排除，而且考虑采用免疫抑制治疗；②停用可疑药物后，如果肝脏生化指标持续升高或有肝功能恶化的征象；③停用可疑药物后，肝细胞损伤型患者的 ALT 峰值水平在 30～60 天未下降大于 50%，或者胆汁淤积型患者的 ALP 峰值水平在 180 天内未下降大于 50%；④如果肝脏生化指标异常持续超过 180 天，临床怀疑存在慢性肝病和慢性 DILI 者；⑤疑似慢性肝病基础上的 DILI，病因无法甄别者；⑥肝移植、骨髓移植等器官移植后出现的肝损伤。

推荐意见

⑦ 疑似肝细胞损伤型或混合型者，可首先排查 ALT 显著升高的常见病因：①急性甲型、乙型、丙型、戊型等各种病毒性肝炎需常规排除；②AIH 需常规排除；③非嗜肝病毒感染（CMV、EBV 等）、缺血性肝损伤、急性布-加综合征和威尔逊病等少见病因，视患者具体情况选择排查。（**4，B**）

⑧ 疑似胆汁淤积型者，可首先排查 ALP/GGT 显著升高的常见病因：①排除胆道疾病或病变，可选择常规影像学检查；②排除原发性胆汁性胆管炎（PBC）；③排除胆总管结石、原发性硬化性胆管炎（PSC）或胰胆管恶性肿瘤等，可行 ERCP 或 MRCP，视患者具体情况选择。（**4，B**）

⑨ 下述情况建议进行肝组织活检：①其他竞争性病因无法排除，尤其是 AIH 仍无法排除；②停用可疑药物后，肝酶仍持续升高者，或者肝细胞损伤型患者的 ALT 峰值在发病后的 30～60 天、胆汁淤积型患者的 ALP 峰值在 180 天内，未下降大于 50% 者；③持续肝酶升高超过 180 天，怀疑存在慢性肝病和慢性 DILI 者；④疑似慢性肝病基础上的 DILI，病因无法甄别者；⑤肝移植、骨髓移植等器官移植后出现的肝损伤。（**4，B**）

（4）因果关系评估：因果关系评估是界定肝损伤是否由药物引起、建立 DILI 诊断的关键。尽管已报道有多种方法用于包括 DILI 在内的药物不良反应因果关系评估，但非肝脏特异性评估方法的诊断价值有限[44,45]。

1）RUCAM：RUCAM 因果关系评估量表包括 7 个部分的评分，见附录三[46]。2016 年，对该量表进行了更新[47]，但更新后的量表尚未经广泛的验证。尽管存在某些评分标准的界定含糊和可靠性较低等缺陷，但 RUCAM 可对疑似患者提供系统性、框架性评估指导意见，是所有 DILI 因果关系评估方法中应用得最广泛的工具[17,20,43,48]。需注意的是，RUCAM 不应成为诊断 DILI 的唯一依据，在一些临床场景中，其可靠性可能会降低，机械应用可能会造成误诊或漏诊，如 TCM/HDS-DILI、多种可疑药物导致的 DILI、伴随基础肝病的 DILI、新药临床试验中肝毒性的评价等，此时应结合其他工具如专家意见进行综合评估。

2）改良电子化因果关系评估方法（RECAM）：最近报道的基于证据更新的改良电子化因果关系评估方法（RECAM），其诊断效能和 RUCAM 类似，但与专家意见的总体一致性更好，对检测极端诊断类别（极可能/高度可能；不可能/排除）DILI 患者时的灵敏度更高[49]。尽管如此，该方法尚需外部验证。

3）专家意见：专家意见是重要的 DILI 因果关系评估方法之一。对疑似 DILI 的个体患者，专家意见是在综合考虑所有目前已知的相关信息后做出的专业判断，其优势是可进行更细致、深入的鉴别诊断，有助于考虑到不同的或少见的 DILI 特殊表型。DILIN 开展的前瞻性研究采用结构性专家意见（SEOP）进行因果关系评估[50]。尽管 SEOP 可克服 RUCAM 量表的一些缺陷，但该方法尚未经外部验证且流程复杂，不适合在临床实践中常规应用。在开展 DILI 相关研究、RUCAM 量表不适用或可靠性显著降低、新药临床试验等场景时可考虑应用。因果关系评估标准可参照下述标准。

- 明确:可能性>95%。
- 极可能:可能性75%~95%。
- 很可能:可能性50%~74%。
- 可能:可能性25%~49%。
- 不太可能:可能性<25%[50]。

（5）再激发:再激发阳性被定义为暴露后再次引起肝损伤,且ALT>3 ULN[20]。实践中,多数的再激发事件是无意的或被认为药物对原发疾病的治疗至关重要。再激发阳性是疑似DILI事件中因果关系的最有力证据,有助于明确诊断。但是,再激发具有潜在的严重后果,可能导致快速、更严重的再次肝损伤甚至ALF,尤其是首次药物暴露已导致严重肝损伤,如符合海氏法则(Hy's law),或者由免疫反应或免疫介导为基础的肝损伤者。因此,除了药物对挽救患者生命可能有益且无其他替代治疗方案以外,不建议对DILI患者进行再激发,避免将患者再次暴露于相同的可疑药物中,尤其是非必需的药物。

（6）标准的诊断格式:完整的DILI诊断应包括诊断名称、临床类型、病程、RUCAM评分结果或专家意见评估结果、严重程度分级。诊断举例如下。

- 药物性肝损伤,肝细胞损伤型,急性,RUCAM 9分(极可能),严重程度3级。
- 药物性肝损伤,胆汁淤积型,慢性,RUCAM 7分(很可能),严重程度2级。
- 药物性肝损伤,肝细胞损伤型,急性,RUCAM 4分(可能),专家意见:极可能,严重程度3级。

推荐意见

⑩ 推荐 RUCAM 量表作为因果关系评估的主要方法。在疑似两种或多种可疑药物导致的肝损伤、疑似 TCM/HDS-DILI、疑似慢性肝病基础上的 DILI、新药临床试验中肝毒性评价等场景中，建议结合专家意见进行因果关系评估。（3，B）

⑪ 强烈建议临床医生提醒患者避免再次暴露于相同可疑药物中，尤其是初次暴露导致了较为严重的肝损伤。（4，A）

解 读 ▶▶▶

1. **DILI 的肝脏生化阈值标准** 纵观近年的国际指南，诊断急性 DILI 时肝脏生化指标需达到一定的阈值已成为普遍的共识。其理由是：一方面，即使药物导致了未达到目前建议阈值标准的轻度肝酶升高，在多数情况下，是一种肝脏对药物暴露后的适应性反应，患者继续用药并不会导致严重的肝损伤，甚至可自行恢复正常，这种适应性反应不应归属于 DILI 的范畴；另一方面，目前非酒精性脂肪性肝病（NAFLD）在普通人群中的高发病率已成为全球突出的问题，由此导致的肝酶轻度升高成为普遍现象，但根据目前的数据，极少有 NAFLD 患者的肝酶升高可达到目前建议的阈值标准，因此，提高诊断急性 DILI 时的肝脏生化阈值标准，可避免 NAFLD 对 DILI 诊断的混淆或影响。为与国际接轨，本指南也采纳了这一阈值标准。鉴于 DILI 复杂的临床表型和肝损伤类型，指南中特别强调，此阈值标准不适用于慢性和特殊表型 DILI 的临床诊断，仅适用于急性 DILI 的诊断。

2. **实践中的挑战和病史采集的重要性** 在复杂的临床场景中，界定肝损伤归因于药物并准确建立 DILI 的诊断绝对是肝病领域最具挑战性的问题。其挑战性在于：①DILI 缺乏特异性的诊断生物标志物,目前仍是基于详细病史采集、临床症状和体征、血清生化学、影像学和组织学等的排他性策略;②药物可导致几乎所有目前已知的急性、亚急性、慢性肝损伤类型,甚至特殊表型,缺乏特征性的临床和组织学表现;③可导致肝损伤的药物繁多,人群异质性复杂,同一药物可导致不同的肝损伤类型(表型),不同药物可导致相同的肝损伤类型(表型);④实践中普遍的伴随用药对诊断的影响,导致很难确定真正的可疑药物;⑤伴随的基础肝病或其他全身疾病对诊断的影响,是导致很难界定肝损伤的真正病因;⑥鉴别诊断时,可能遗漏肝损伤或肝病的少见病因排查;⑦不同于其他肝病,DILI诊断流程中需因果关系评估,而目前因果关系评估方法的可靠性并不令人满意或缺乏外部验证。因此,DILI的诊断不仅是一种基于逻辑的科学推断,更是一门艺术,需要综合所有已获得的完整、详尽的病史和临床、实验室检查等信息,才能做出判断,这也突显了在DILI诊断和鉴别诊断的流程中,详细的关于可疑药物/伴随用药、疑似DILI事件的发生/演变、既往肝损伤/肝病史、伴随疾病等病史采集的重要性。指南对此专门进行了强调,并提出了建议采集的病史信息。

3. 组织学检查的潜在价值 DILI的组织学表现几乎涵盖了肝脏病理学改变的全部范畴,复杂多样,缺乏可明确区分于其他各类急、慢性肝病的肝脏组织学特征性表现。正如指南中指出的,多数情况下无法仅依靠组织学独立做出DILI的诊断,但肝组织活检可提供肝损伤组织学类型、范围及严重程度的大量信息,在鉴别诊断时具有重要价值。最近发表的一项前瞻性队列研究评估了肝穿刺活检在DILI诊断中的价值。研究发现,组织学检查改变了68%患者的因果关系评分,38%患者的诊断确定性从不太确定变为高度确定,尤其对于伴有胆汁淤积或模棱两可的案例。因此,该项研究的重大意义在于明确了肝穿刺活检对DILI因果关系评估、诊断和鉴别诊断综合评估中的价值。临床实践中,对于符合肝穿刺活检指征者,建议按指南规范进行肝穿刺活检。

以利于明确诊断并准确评估组织学损伤和恢复情况,判断预后。

4. 因果关系评估 因果关系评估是 DILI 诊断流程中的重要和必要步骤。然而,一个现实的现状是,目前尚缺乏具有足够敏感性、特异性和准确性的因果关系评估方法。尽管 RUCAM 量表本身存在缺陷,但由于可提供框架性指导,其仍是当前所有国际指南均推荐的因果关系评估方法。近年来,一些新的方法被报道,如 2016 年更新的 RUCAM 量表和 2022 年提出的改良电子化因果关系评估方法(RECAM)。RECAM 是在 RUCAM 的基础上进行了改进,并利用美国和西班牙 DILI 协作网络的数据、已发表的文献和迭代计算机建模而建立。其诊断效能整体上和 RUCAM 类似,但与专家意见的总体一致性更好,对检测极端诊断类别(极可能/高度可能;不可能/排除)DILI 患者时的灵敏度更高。而且,理论上,该方法会随着 DILI 临床数据的不断更新,有望进一步提高诊断的效能。然而,值得思考的是,由于缺乏设计良好的大样本前瞻性队列的外部验证,而且这些报道的新方法均是在经典的 RUCAM 量表的基础上进行的更新或修订,是否能真正取得突破,进一步提高因果关系评估的敏感性、特异性和准确性,克服 RUCAM 目前的缺陷,尚不清楚。鉴于此,指南仍推荐将 RUCAM 量表作为临床实践中因果关系的主要方法。同时也指出,在一些临床场景中,其可靠性可能会降低,机械应用可能会造成误诊或漏诊。此时,应结合专家意见进行评估。专家意见被认为是 DILI 因果关系评估的金标准,正如指南中所指出的,其可在综合考虑所有目前已知的相关信息后做出专业判断,其优势是可进行更细致、深入的鉴别诊断,有助于考虑到不同的或少见的 DILI 特殊表型。

(七) DILI 的严重程度评估和预后

1. 严重程度评估 急性 DILI 诊断建立后,需对其严重程度进行评估,可按以下国际 DILI 专家工作组的标准。

- 1 级(轻度):ALT≥5 ULN 或 ALP≥2 ULN 且 TBil<2 ULN。
- 2 级(中度):ALT≥5 ULN 或 ALP≥2 ULN 且 TBil≥2 ULN,或有症状性肝炎。
- 3 级(重度):ALT≥5 ULN 或 ALP≥2 ULN 且 TBil≥2 ULN,或有症状性肝炎并达到下述任何一项。
  - INR≥1.5。
  - 腹水和(或)肝性脑病,病程<26 周,且无肝硬化。
  - DILI 导致的其他器官功能衰竭。
- 4 级(致命):因 DILI 死亡,或需接受肝移植才能存活。

2. 预后、自然史和随访　多数急性 DILI 患者在停用可疑药物后的 6 个月内的肝损伤可恢复正常,预后良好。然而,少数患者可出现病情重症化或恶化,进展为 ALF/SALF 而需接受肝移植治疗,甚至导致死亡等致死性不良临床结局。约 10% 符合海氏法则的案例可进展为 ALF,这已得到至少两个大型队列的验证[5,51]。基于病因和昏迷严重程度的急性肝衰竭研究小组(ALFSG)模型被报道可预测 ALF 的自发生存率[52]。由于研究设计、研究方法、研究人群等的不同,各国报道的致死性不良临床结局的患者比例各异[8]。最近开发并经验证的包含了终末期肝病模型(model for end-stage liver disease,MELD)评分、血清白蛋白和 Charlson 合并症指数(Charlson comorbidity index)为参数的模型,可能有助于预测 DILI 患者的 6 个月死亡风险[53]。此外,部分患者在急性 DILI 事件后可呈现慢性化表现,最终转化为慢性肝损伤,成为其临床结局。

因此,对所有急性 DILI 患者,应坚持随访到其肝损伤恢复或达到相应的临床结局事件(如转化为慢性肝损伤、急性肝衰竭、接受肝移植和死亡等)。

推荐意见

⓬ 海氏法则可用于临床试验中评估新药潜在的严重肝毒性,有助于临床医生及早识别具有 ALF 发生风险的 DILI 患者。(**3,B**)

⓭ 对所有急性 DILI 患者,应坚持随访到其肝损伤恢复正常或达到相应的临床结局事件,如转化为慢性肝损伤、急性肝衰竭、接受肝移植和死亡等。(**4,C**)

解　读 ▸▸▸

1. **严重程度评估**　DILI 的诊断一旦建立,需对肝损伤的严重程度做出评估,以预测其预后并采取积极的干预措施。目前,国际上对肝损伤严重程度的判断标准包括国际 DILI 专家工作组的标准和美国 US‑DILIN 采用的标准。两者的严重程度分级和判断标准有差异,见表 D。本指南采用了国际 DILI 专家工作组的标准。

表 D　DILI 严重程度的国际标准

类别	严重程度分级	判断标准
美国 US‑DILIN		
1	轻度	ALT 和(或)ALP 升高但 TBiL < 2.5 mg/dL 且 INR < 1.5
2	中度	ALT 和(或)ALP 升高和 TBiL ≥ 2.5 mg/dL 或 INR ≥ 1.5
3	中重度	由于 DILI、ALT、ALP、TBiL 和(或)INR 升高,以及住院或持续住院时间延长
4	重度	ALT 和(或)ALP 升高和 TBiL ≥ 2.5 mg/dL 且至少有以下标准之一:

(续表)

类别	严重程度分级	判断标准
		-肝功能衰竭(INR>1.5,腹水或脑病) - DILI 导致的其他器官衰竭
5	致命性	DILI 导致死亡或肝移植
国际 DILI 专家工作组		
1	轻度	ALT≥5 或 ALP≥2 和 TBiL<2 ULN
2	中度	ALT≥5 或 ALP≥2 和 TBiL≥2 ULN,或显著肝炎
3	重度	ALT≥5 或 ALP≥2 和 TBiL≥2 ULN,或显著肝炎和以下标准之一: - INR≥1.5 -腹水和(或)脑病,病程<26 周,并且没有潜在的肝硬化 - DILI 导致其他器官衰竭
4	死亡/肝移植	DILI 导致死亡或肝移植

2. 急性 DILI 事件的自然史可呈现不同的临床结局

(1)肝损伤完全恢复:及时停用可疑药物后,在 6 个月内或更长时间的随访中,基线肝酶正常的急性 DILI 患者的肝酶恢复正常,基线肝酶异常(伴随基础肝病)的急性 DILI 患者的肝酶下降至基线水平,急性 DILI 事件导致的肝损伤完全恢复,预后良好,这是多数急性 DILI 患者的临床结局。

(2)发生 ALF/SALF 或致死性事件:少数患者的急性 DILI 事件进程中可出现重症化或病情恶化,进展为 ALF/SALF 需接受肝移植治疗,甚至导致死亡等致死性不良临床结局。例如,约 10% 符合海氏法则(Hy's law)的案例可进展为 ALF。

(3)演变为慢性 DILI:部分患者在急性 DILI 事件发生后,可呈现慢性化表现,最终演变为慢性 DILI,作为其临床结局。正如指南中所指出的,部分慢性 DILI 患者,即使已停用了可疑药物,仍可能进展为不同程度的肝纤维化甚至肝硬化,成为隐源性肝硬化的重要病因。临床上部分病例可能以不明原因的慢性肝损伤/慢性肝炎甚至肝硬化首诊。鉴于此,指南一方面强调在临床实践中需早期识别具有潜在重症化倾向、可能发展为 ALF 的 DILI 患者,如符合海氏法则、伴随黄疸者。另一方面,指南强调对所有急性 DILI 患者,应坚持随访到其肝损伤恢复正常或达到相应的临床结局事件,如转化为慢性肝损伤、急性肝衰竭、接受肝移植、死亡等,并形成了专门的推荐意见。

(八)慢性和特殊表型 DILI

1. **急性 DILI 后的慢性化和延迟恢复** 7%～13%的患者在急性 DILI 事件后的 6 个月或 1 年,肝脏生化指标仍未恢复至正常或基线水平,提示急性肝损伤可能转化为慢性或肝损伤延迟恢复[8]。高龄、血脂异常和急性发作时的严重程度,可能是肝损伤慢性化或延迟恢复的风险因素,而急性 DILI 发生后第二个月较高的 TBil 和 ALP 水平,以及慢性药物性肝损伤延时恢复的列线图模型(BNR - 6 模型),可能有助于预测肝损伤的慢性化或延迟恢复风险[20,54,55]。此外,现有证据提示,胆汁淤积型 DILI 患者肝损伤慢性化或延迟恢复的风险更高,可能需要更长的时间恢复[14,56]。而且,长期的胆汁淤积、小叶间胆管的进行性减少可导致预后较差的胆管消失综合征[57]。

2. **慢性 DILI** 药物导致的存在慢性肝脏炎症、肝纤维化、肝硬化或门静脉高压等的实验室、影像学和组织学证据的慢性肝损伤,是慢性 DILI 的临床诊断依据。临床上的慢性 DILI,有的由急性 DILI 后的慢性化演变而来,有的则是药物导致的一些特殊临床表型,如药物相关脂肪性肝病、药物导致的肝纤维化/肝硬化、结节性再生性增生、药物诱导的自身免疫样肝炎(drug-induced autoimmune-like hepatitis, DI - ALH)和肝紫癜病等。部分慢性 DILI 患者,即使已停用了可疑药物,仍可能进展为不同程度的肝纤维化甚至肝硬化,成为隐源性肝硬化的重要病因。临床上的部分病例可能以不明原因的慢性肝损伤/慢性肝炎甚至肝硬化首诊。对慢性 DILI 患者的管理,应和其他慢性肝病一样,进行长期随访并定期评估其进展风险。瞬时弹性成像技术如 Fibro-scan 和 Fibro-touch 等无创诊断技术是否适合慢性 DILI 的管理尚需研究,但实践中可考虑作为一种辅助手段定期评估患者的肝纤维化进展。

推荐意见

14 急性 DILI 后 6 个月肝损伤仍未恢复,提示损伤延迟恢复或慢性化的风险增加。慢性化应被视为急性 DILI 的临床结局之一。胆汁淤积型患者的慢性化或延迟恢复的风险更高。(**3,B**)

15 慢性 DILI,以药物导致的存在慢性肝脏炎症、肝纤维化、肝硬化或门静脉高压等的实验室、影像学和组织学的证据,作为临床诊断依据,包括急性 DILI 后的慢性化和某些特殊表型。(**4,B**)

16 肝脏瞬时弹性成像等无创诊断技术可作为辅助手段定期评估慢性 DILI 患者的肝纤维化进展。(**4,C**)

解 读 ▶▶▶

国际上和国内学者对慢性 DILI 的界定,尚存有争议。争议的焦点在于时间的界定,即是急性 DILI 事件发生后的 6 个月还是 1 年,肝酶仍未恢复至正常,可以诊断为慢性 DILI。针对这一问题,指南搁置了仅以某一时间节点肝酶是否恢复正常来界定慢性 DILI 的争议,而强调以药物导致的存在慢性肝脏炎症、肝纤维化、肝硬化或门静脉高压等的实验室、影像学和组织学的证据,作为慢性 DILI 的临床诊断依据。

其理由是：首先，根据来自美国和西班牙协作网络长期随访的数据，急性 DILI 事件发生后 6 个月或 1 年肝酶仍未恢复正常的患者，部分患者的肝损伤确实呈慢性化演变，最终真正进展为慢性 DILI。然而，有的患者在更长期的随访中肝酶可恢复正常，肝损伤最终痊愈，因此，此类延迟恢复的患者只是需要更长的时间肝损伤才能恢复，而并未真正进展为慢性 DILI。其次，血清中肝酶的水平正常与否无法完全反映肝脏组织学的情况。最后，临床上的慢性 DILI，除了一部分是由急性 DILI 后的慢性化演变而来以外，事实上，还包括 DILI 的一些特殊表型，正如指南中所提到的，如药物相关脂肪性肝病、药物导致的肝纤维化/肝硬化、结节性再生性增生、DI‐ALH、肝紫癜病等。这些特殊表型是无法仅依靠某一时间点肝酶是否正常或异常来排除或诊断的。

3. 特殊表型 DILI　尽管药物导致的特殊临床表型少见，但临床医生在排除了肝损伤特殊表型的常见其他病因后，应考虑到药物因素的可能性。DILI 常见的特殊表型见表 6。

表 6　常见的 DILI 特殊表型和相关药物

特殊表型	临床特点	典型药物例举
免疫介导的肝损伤		
药物超敏反应综合征（DRESS）	药物超敏反应所致，肝损伤常在用药后较短时间甚至 1～2 天内发生。常涉及全身多个器官，可出现发热、皮疹、嗜酸性粒细胞增多和其他脏器损伤等肝外表现。死亡率可高达 10%，再激发风险极大	卡马西平、苯妥英和苯巴比妥、米诺环素、别嘌呤醇、阿巴卡韦和奈韦拉平
药物诱导的自身免疫样肝炎（DI‐ALH）	女性多见，可致急性、亚急性和慢性肝损伤，少数可进展为 ALF。伴有实验室和（或）组织学的自身免疫特征证据。糖皮质激素有效且停药后常无复发	甲基多巴、米诺环素、呋喃妥因、他汀类药物、双氯芬酸、氟烷、吲哚美辛、英夫利昔单抗、二甲胺四环素、干扰素

（续表）

特殊表型	临床特点	典型药物例举
ICI 相关肝损伤	常发生在开始治疗的 4~12 周后。多数以 ICI 肝炎为主,部分患者可表现为 ICI 胆管炎,少数患者可表现为特殊临床表型,如结节再生性增生	各类 ICI
肝细胞脂肪变		
急性脂肪肝	广泛小泡脂肪变性,引起肝脏和其他脏器衰竭的临床综合征。主要见于水杨酸制剂导致 Reye 综合征的儿童。出现急性肝酶升高和黄疸前可先出现快速进展的器官衰竭	胺碘酮、二苯胺、司他夫定、丙戊酸和扎西他滨
药物相关脂肪性肝病(DAFLD)	药物所致的小泡性或大泡性脂肪变,伴或不伴炎症和纤维化。常通过影像学或组织学检查被发现	胺碘酮、甲氨蝶呤、他莫昔芬、5-氟尿嘧啶、伊立替康、皮质类固醇、氟哌啶醇、洛美他胺和米泊松
胆管损伤		
继发性硬化性胆管炎	临床、生化、影像学和(或)组织学表现酷似 PSC。ERCP 是常用诊断方法。无特异性治疗方法,内镜治疗可改善部分患者症状。晚期患者需肝移植	胺碘酮、阿托伐他汀、阿莫西林-克拉维酸、加巴喷丁、英夫利昔单克隆抗体、6-巯基嘌呤、七氟醚和文拉法辛
胆管减少或消失综合征	由于药物或长期胆汁淤积导致的肝内小胆管的持续进行性破坏所致。以胆管减少和胆汁淤积为特征,临床表现为中度至重度急性胆汁淤积或混合型肝损伤。组织学表现早期可为急性胆管炎、胆汁淤积,汇管区胆管减少或消失(胆管减少>50%)。慢性期可见不同程度的肝纤维化。预后不佳,常需要肝移植	硫唑嘌呤、雄激素、阿莫西林-克拉维酸、卡马西平、氯丙嗪、红霉素、雌二醇、氟氯西林、苯妥英、特比萘芬和复方磺胺甲噁唑

（续表）

特殊表型	临床特点	典型药物例举
肝脏血管损伤		
肝窦阻塞综合征/肝小静脉闭塞病（HSOS/HVOD）	药物引起肝血窦、肝小静脉和小叶间静脉的血管内皮细胞损伤，进而形成微血栓而堵塞血窦，引起肝内淤血、肝功能受损和门静脉高压	奥沙利铂、白消安、环磷酰胺、含吡咯里西啶生物碱的草药、吉妥珠单抗
结节性再生性增生（NHR）	非肝硬化门静脉高压的原因之一，血管内皮细胞和血管损伤是其形成的驱动因素。多在长期（>6 个月）或反复多次（>6 个疗程）用药后发生。MRI 诊断的敏感性和特异性可达 75%～80%。组织学特征是广泛血管病变导致肝实质内弥漫性结节形成	硫唑嘌呤、布硫芬、博莱霉素、环磷酰胺、氯丁氮芥、阿拉伯半胱氨酸、卡莫司汀、多柔比星（阿霉素）、6-硫鸟嘌呤和奥沙利铂
其他		
肉芽肿性肝炎	可由感染、炎症、免疫因素和药物等多种因素引起，组织学检查是确诊的主要依据	别嘌呤醇、苯妥英、奎尼丁、甲基多巴、磺胺类药物、卡介苗、阿莫西林-克拉维酸、美沙拉嗪、依那西普、罗格列酮、甲苯达唑、维罗非尼、诺佛沙星、吡嗪酰胺和 ICI
肝纤维化/肝硬化	组织学/影像学检查明确诊断	甲氨蝶呤、异烟肼、甲基多巴、罂粟碱
肝脏肿瘤	可表现为肝细胞腺瘤、HCC、胆管癌及血管肉瘤等。口服避孕药的剂量和服药时间与腺瘤的发生风险有关，停药后腺瘤可能消退，但暴露时间延长，腺瘤消退的可能性降低	合成代谢雄性激素、口服避孕药

注：DRESS，药物超敏反应综合征；DI-ALH，药物诱导的自身免疫样肝炎；ALF，急性肝衰竭；ICI，免疫检测点抑制剂；PSC，原发性硬化性胆管炎；ERCP，内镜下逆行性胰胆管造影术；HSOS/HVOD，肝窦阻塞综合征/肝小静脉闭塞病；NHR，结节性再生性增生；MRI，磁共振成像；HCC，肝细胞癌。

　　文献中描述伴随自身免疫特征的DILI的相关术语不尽相同，如DILI伴随自身免疫特征（drug-induced liver injury with autoimmune features）、药物诱导的自身免疫样肝炎（drug-induced autoimmune like hepatitis，DI-ALH）等，最常用的是药物诱导的自身免疫性肝炎（drug-induced autoimmune hepatitis，DI-AIH）。不同的术语是否代表了不同的亚型和不同的预后，目前尚不清楚，根据最新的国际共识会议，倾向于使用DI-ALH。由于具有类似的临床特征和实验室检查，DI-ALH与AIH的鉴别诊断是实践中的难点，多数情况下即使通过肝穿刺活检，可能也无法直接区分。不同于AIH，多数DI-ALH患者在停用糖皮质激素或免疫抑制治疗后的长期随访中很少或几乎不会复发，此病程特点是增加DI-ALH诊断权重的关键信息，尤其对于有经典药物暴露史的患者。在伴随自身免疫特征DILI的少数患者中，药物可能是启动自身免疫性损伤的触发因素，起到"扳机效应"，患者即使停用可疑药物，后续的自然病程与AIH一致。因此，对伴随自身免疫特征的DILI患者需长期随访，且应采用标准化的自身抗体检测方法进行检测，如间接免疫荧光法，以避免假阳性和假阴性结果对其诊断和管理的影响。需注意的是，AIH基础上的DILI，临床上也表现为肝损伤伴随自身免疫特征，但其属于慢性肝病基础上的DILI范畴，多数情况下损伤机制不同于间接型的DI-ALH，应注意鉴别。

　　在国内，服用含吡咯里西啶类生物碱（pyrrolizidine alkaloid，PA）的植物，如土三七，所致的血管性肝脏疾病肝窦阻塞综合征（hepatic sinusoidal obstruction syndrome，HSOS）或肝小静脉闭塞病（hepatic venous occlusive disease，HVOD）不少见[60]。对PA-HSOS目前的诊断多采用"南京标准"[61]，即：有明确服用含PA植物史且排除了其他已知病因，通过病理确诊或符合以下3项：①腹胀和（或）肝区疼痛、肝大和腹水；②血清总胆红素升高或其他肝脏生化指标异常;③典型的增强 CT 或 MRI 表现,如肝肿大、肝脏"地图状""花斑样"强化等。如果在患者血液中检测到 PA 的代谢产物吡咯蛋白加合物,具有溯源性诊断意义。抗凝[低分子肝素和(或)华法林]-经颈静脉肝内门体静脉分流术(TIPS)阶梯治疗是目前推荐的标准治疗策略[61],得到了多项回顾性研究的证实。基于 2 周抗凝治疗应答的"鼓楼严重度分级系统"可能有助于个体化治疗[62],但仍需高质量的前瞻性研究证实。骨髓造血干细胞移植(hematopoietic stem cell transplantation,HSCT)后大剂量化疗药物预处理、实体瘤化疗、器官移植术后应用免疫抑制剂等,也是造成 HSOS(HSCT - HSOS)的重要原因,其诊断可参照 Baltimore 或改良 Seattle 标准,去纤肽是目前推荐的治疗方法[63-65]。

推荐意见

17 对伴随自身免疫特征的 DILI 患者,建议肝活组织检查并需长期随访。(2,B)撤用糖皮质激素后应密切监测,如无复发,可增加 DI - ALH 诊断权重。(3,B)

18 吡咯里西啶类生物碱诱导的肝窦阻塞综合征(PA - HSOS)的诊断可采用"南京标准",抗凝- TIPS 阶梯治疗是目前推荐的有效治疗策略。(2,B)

19 骨髓造血干细胞移植后大剂量化疗药物预处理、实体瘤化疗、器官移植术后应用免疫抑制剂等导致的 HSOS,可参照 Baltimore 或改良 Seattle 标准诊断。有条件时,可选择去纤肽治疗。(4,C)

解 读 ▶▶▶

药物可导致目前已知的几乎所有的急性、亚急性和慢性肝损伤类型，包括一些特殊临床表型。损伤机制和 DILI 发生时受损的靶细胞类别在很大程度上决定了 DILI 的临床表型。尽管 DILI 的特殊临床表型整体上少见，但这些特殊表型复杂，包括了一系列相对少见的肝损伤类型，临床诊断和鉴别诊断通常比较困难，是不明原因肝损伤、不明原因肝病的重要原因之一。因此，指南介绍了 DILI 的一些特殊表型，大致归类为免疫介导的肝损伤（DRESS、药物诱导的自身免疫样肝炎、免疫检查点抑制剂相关肝损伤）、肝细胞脂肪变（急性脂肪肝、药物相关脂肪性肝病）、胆管损伤（继发性硬化性胆管炎、胆管减少或消失综合征）、肝脏血管损伤（肝窦阻塞综合征、结节性再生性增生）和其他肝损伤（肉芽肿性肝炎、肝纤维化/肝硬化、肝脏肿瘤）等，以提醒临床医生在排除了这些特殊表型的常见其他病因后，应考虑到药物因素的可能性。指南对伴随自身免疫特征的免疫介导的DI-ALH，以及药物导致的血管损伤的 HSOS/HVOD 的诊断和管理形成了相应的推荐意见。目前，对 DILI 的特殊临床表型的整体认知尚有限，每一个特殊表型都是一个专门的课题，期待后续更多的研究来阐述其机制、风险因素、预后、诊断和干预措施等，以指导临床采取最佳的措施来预防和管理特殊表型的 DILI。

1. 免疫介导的药物性肝损伤 免疫介导的药物性肝损伤（immune mediated drug-induced liver injury，imDILI）主要包括药物超敏反应综合征（DRESS）、DI-ALH 和 ICI 相关肝炎（见抗肿瘤药部分）。

（1）药物超敏反应综合征：即伴嗜酸性粒细胞增多和系统症状的药物反应，肝损伤通常在用药后的较短时间甚至 1～2 天内发生。患者往往有明显的超敏反应，临床容易识别，可出现发热、皮疹、嗜酸性粒细胞增多和包括肝损伤在内的其他脏器损伤的表现。这是一种严重的药物不良反应,死亡率可高达 10%,再激发具有极大的风险。

(2) 药物诱导的自身免疫样肝炎:文献中关于伴随自身免疫特征 DILI 的相关术语,最常用的是 DI-AIH。其他相关的术语还包括 DILI 伴随自身免疫特征(DILI with autoimmune features)、药物诱导的自身免疫样肝炎(DI-ALH)等。不同术语是否反映了不同的疾病状态和预后,尚需进一步研究证实。最近发表的国际共识,建议使用 DI-ALH。多数 DI-ALH 在肝损伤恢复后很少反复发作,尽管如此,仍有少数 DI-ALH 患者,药物可能是启动自身免疫性损伤的触发因素,起到"扳机效应",患者即使停用可疑药物,后续的自然病程与 AIH 一致。因此,对 DI-ALH 的患者人群进行进一步界定、分类,以预测和区分不同预后的患者人群,有助于更精准的管理,避免某些患者接受不必要的长期免疫抑制治疗。

DI-ALH,多见于女性,暴露于特定药物后的潜伏期长短不一,可导致急性、亚急性和慢性的免疫介导的肝损伤,少数患者可进展为急性肝衰竭(ALF)。其临床特征为出现肝损伤的同时,通常伴有实验室和(或)组织学提示存在自身免疫特征的证据,如伴随自身抗体[抗核抗体(ANA)、抗平滑肌抗体(SMA)、抗肝肾微粒体抗体-1(LKM-1)]阳性和(或)IgG 水平升高,或出现 AIH 经典的组织学表现等。在诊断为 AIH 的队列中,2%~9%的病例可能由药物引起,而 DI-ALH 约占所有 DILI 病例的 9%。目前报道可导致 DI-ALH 的药物见表 E。

有明确的药物暴露史并伴随自身免疫特征的肝损伤证据是建立 DI-ALH 诊断的前提。目前尚无特异性的用于诊断 DI-ALH 的相关实验室、组织学指标和生物标志物,AIH 简化量表用于诊断 DI-ALH 的效能需前瞻性研究予以验证。由于具有类似的临床特征和实验室检查,DI-ALH 与 AIH 的鉴别诊断是临床实践中的

表 E　可导致 DI‑ALH 的药物

极有可能引发的药物、草药和膳食补充剂（n＝18）	可能有关的药物（n＝4）	有报道但未被证实的药物（n＝20）	仅在 20 世纪 70 年代和 80 年代有报道的药物（n＝15）
呋喃妥因	依那西普	头孢氨苄	氟烷
米诺环素	依法利珠单抗	氯苯酰吲酸	替宁酸
甲基多巴	阿托伐醌	紫锥菊	磺胺
肼屈嗪	姜黄素	匹莫林	丙硫氧嘧啶
英夫利昔单抗		麻黄	异烟肼
干扰素 α&β		黄体酮	丹曲林
阿托伐他汀		美洛昔康	马来酸哌克昔林
辛伐他汀		甲氨蝶呤	胺碘酮
氟伐他汀		亚硝基芬氟拉明	罂粟碱
瑞舒伐他汀		安贝生坦	苯酰香豆酮
伊马替尼		葡萄糖胺/硫酸软骨素	特比萘芬
马塞替尼		卡莫司他/苯溴马隆	哌醋甲酯
阿达木单抗		向天果	安非他酮
双氯芬酸		吲哚美辛	奥美沙坦
甲泼尼龙		伐尼克兰	
环丙孕酮		尿促性腺素	
恰特草		非诺贝特	
心叶青牛胆		帕唑帕尼	
		苯丙香豆素	

难点，即使采用肝脏组织学检查，通常也无法加以鉴别。基因检测可能有助于特定病例的鉴别诊断，但在目前的临床实践中无法常规应用。尽管有证据提示 AIH 患者具有更高的 ANA、SMA 等自身抗体滴度和 IgG 水平，但孤立性地应用 IgG 水平和自身抗体滴度进行鉴别诊断，并不可靠。目前报道的两者临床特征上的差异有助于临床医生在实践中做出初步的判断，例如，DI‑ALH 患者急性起病更常见（约 60%），起病时的中位数 ALT、AST、总胆红素水平通常更高，几乎很少进展为肝硬化或因肝硬化而就诊等。两者更为显著的

不同是,多数 DI‐ALH 患者在停止免疫抑制治疗后肝损伤极少复发,而 AIH 患者 1 年和 3 年的复发率可高达 59％和 81％。因此,对伴随自身免疫特征的肝损伤患者进行长期随访至关重要,停止免疫抑制治疗后肝损伤复发与否,有助于区分 DI‐ALH 和 AIH。总之,对疑似 DI‐ALH 个体患者的诊断和鉴别诊断,除进行因果关系评估外,通常需综合包括临床表现和特征、实验室检查、组织学甚至基因检测,尤其是停止免疫抑制治疗后的反应等各种可获得的临床信息和证据做出判断。有明确的经典药物暴露史可能会增加 DI‐ALH 诊断的权重。需指出的是,由于自身抗体是发现疑似 DI‐ALH 或 AIH 患者的重要实验室检查,因此,自身抗体的检测需要标准化的技术,以避免假阳性或假阴性结果对最终诊断的影响。

停用可疑药物后,肝损伤自发恢复需要多长时间,目前并不清楚。停用可疑药物后,对肝损伤无改善或反而恶化的患者,或表现为急性严重肝损伤的患者,可考虑应用糖皮质激素[0.5～1 mg/(kg・d)]进行治疗。在糖皮质激素治疗前应进行肝脏组织学检查。多数 DI‐ALH 患者通常不需要长期接受免疫抑制治疗。

2. 药物相关脂肪性肝病 药物相关脂肪性肝病(drug-associated fatty liver disease,DAFLD)是由于药物的肝脏毒性而导致的脂肪在肝脏过多沉积,与非酒精性脂肪性肝病(NAFLD)一样,通常通过影像学或组织学检查被发现。鉴于普通人群中肥胖和 NAFLD 的高发病率,DAFLD 诊断时药物与脂肪肝的因果关系判断在很大程度上依赖于特定药物的肝毒性机制和来自个案或临床研究报道的 DILI 表型。目前报道可引起 DAFLD 的主要药物包括胺碘酮、甲氨蝶呤、他莫昔芬等。化疗药物相关的脂肪性肝炎可增加肝大部分切除术后感染、肝衰竭和死亡的风险,常见于 5‐氟尿嘧啶、伊立替康。现有证据提示,*PNPLA3* 基因多态性和伴随的代谢综合征,如肥胖和糖尿病,可增加甲氨蝶呤、他莫昔芬导致 DAFLD 的风险。

3. 急性脂肪肝 主要见于应用水杨酸制剂导致 Reye 综合征的儿童。由于需通过糖酵解来弥补线粒体 ATP 产生的不足,组织学主要表现为微泡性脂肪变和糖原缺失。微泡性脂肪变相关的 ALF 常伴有低血糖、乳酸酸中毒、高氨血症和脑水肿。在出现急性肝酶升高和黄疸之前先有快速进展的器官衰竭,因此,对于"无黄疸的肝性脑病"患者,应高度怀疑药物因素。红霉素、丙戊酸钠、胺碘酮及核苷类逆转录酶抑制剂可能影响线粒体的功能和结构,从而导致肝细胞微泡性脂肪变。司他夫定、扎西他滨和地达诺新与线粒体 DNA 聚合酶 γ 的亲和性高于阿巴卡韦、齐多夫定、拉米夫定和替诺福韦,肝毒性也更高。

4. 药物性胆管损伤 药物性胆管损伤(drug-induced bile duct injury,DIBDI)是由于药物或其代谢产物导致了肝内外胆管上皮细胞受损引起的,严重者常伴有胆管树的结构破坏,临床表现为不同程度的胆汁淤积。主要包括胆管减少或消失综合征(vanishing bile duct syndrome,VBDS)和继发性硬化性胆管炎(secondary sclerosing cholangitis,SSC)。其发病机制尚不清楚,可能与药物或其代谢产物在胆管中的暴露有关,损伤往往与暴露剂量相关。也有研究显示,免疫介导的超敏反应也是其发病的重要机制之一。阿莫西林-克拉维酸钾是引起 VBDS 和 SSC 最常见的药物,其他的药物还包括卡马西平、七氟醚、胺碘酮、哌替啶、英夫利昔单抗、奈韦拉平、阿奇霉素、喹诺酮类药物、替莫唑酰亚胺、非甾体抗炎药、HDS 和绿茶提取物等。

(1) VBDS:是一种以胆管减少和胆汁淤积为特征的罕见疾病。主要病理生理改变为肝内小胆管的持续进行性破坏。临床表现为中度至重度急性淤胆型或混合型肝损伤,部分患者伴有发热、皮疹、嗜酸细胞增多等全身免疫反应的表现。如果病变持续加重,病程可超过 6 个月进入慢性期。组织学检查早期可表现为急性胆管炎的改变、胆汁淤积、汇管区胆管减少或消失(胆管减少＞50％)。慢性期可见不同程度的肝纤维化。熊去氧胆酸是治疗 VBDS 最常用的药物，据报道奥贝胆酸、糖皮质激素等对 VBDS 也有一定疗效。

(2)SSC：是由药物等因素引起的一个或多个大胆管的硬化和狭窄，主要累及左、右肝管和胆总管。临床表现和生物化学改变酷似原发性硬化性胆管炎(primary sclerosing cholangitis，PSC)。内镜逆行胰胆管造影(ERCP)是常用的诊断方法，表现为多灶性狭窄和阶段性扩张，呈"枯树枝样"或"串珠样"改变。SSC 目前尚无特异性治疗方法，内镜治疗可使部分患者症状改善。对于晚期患者，肝移植是唯一根治的方法。

5. 肝窦阻塞综合征 肝窦阻塞综合征(HSOS)，又称肝小静脉闭塞病(HVOD)，是多种原因导致的肝血窦、肝小静脉和小叶间静脉的血管内皮细胞损伤，进而形成微血栓而堵塞血窦，引起肝内淤血、肝功能损伤和门静脉高压的一种血管性肝脏疾病。药物是其重要病因，在西方国家该病多与骨髓造血干细胞移植后(HSCT)大剂量化疗药物预处理等因素有关，国内则主要由于服用含吡咯里西啶生物碱(PA)的草药所致，如土三七。实体瘤化疗、器官移植术后应用免疫抑制剂等也可导致 HSOS。

HSCT-HSOS 通常发生在移植后 21 天内，其特征是体重迅速增加，利尿剂治疗效果不佳，除肝区疼痛、肝肿大和腹水外，总胆红素升高普遍(＞2 mg/dl)，其诊断标准有改良西雅图标准、巴尔的摩标准及最新的 EMBT 标准。PA-HSOS 的主要临床表现包括腹水、腹胀、腹痛、黄疸和纳差等，实验室检查可提示以总胆红素升高为主要表现的肝功能不同程度损伤，约 40％的患者在发病初期出现隐性黄疸。增强 CT 或 MRI 可见肝肿大、肝脏"地图状""花斑样"强化。病理特点为肝血窦扩张、充血，血窦内皮细胞损伤，肝细胞坏死及含铁血黄素沉积等。目前诊断多采用"南京标准"，在体内如果检测到

PA 的代谢产物吡咯蛋白加合物,具有溯源性诊断意义。PA-HSOS 易与肝静脉型布-加综合征混淆,其鉴别要点在于后者的肝脏血管多普勒超声或血管造影提示肝内多有肝静脉交通支和肝静脉血栓形成。

对症支持是 HSOS 的基础治疗。对于 HSCT-HSOS 患者,去纤肽(defibrotide, DF)是目前被推荐的治疗药物,其他药物如糖皮质激素、肝素/低分子肝素、组织型纤溶酶原激活剂及 TIPS 均不推荐使用或仅在高度选择的患者中谨慎使用。对于 PA-HSOS 患者,预后影响因素较多,抗凝[低分子肝素和(或)华法林]-TIPS 阶梯治疗是目前推荐的标准治疗策略,得到了多项回顾性研究的证实,但仍需高质量前瞻性研究的证据。

6. 结节性再生性增生 结节性再生性增生(nodular regenerative hyperplasia, NRH)是非肝硬化门静脉高压的原因之一,血管内皮细胞和血管损伤是其形成的驱动因素。病理学特征是广泛血管病变导致肝实质内弥漫性结节形成,尽管存在窦周纤维化和不完全纤维间隔,但结节间通常无纤维间隔。MRI 诊断的敏感性和特异性可达 75%~80%。可导致 NRH 的药物主要有嘌呤类代谢和免疫抑制剂如硫唑嘌呤和巯基嘌呤、铂类抗肿瘤药物如奥沙利铂、治疗 HIV 的逆转录病毒核苷类似物如茚地那韦和齐多夫定,其他报道的药物尚包括白消安、博来霉素、环磷酰胺、苯丁酸氮芥、阿糖胞苷、卡莫司汀和多柔比星等。

NRH 多在长期(>6 个月)或反复多次(>6 个疗程)用药后发生。除少数患者急性起病类似 HVOD 外,大部分患者起病极其隐匿,可伴轻微的肝酶升高,胆红素升高少见。发展到较晚期时可逐渐出现门静脉高压相关症状、体征,如腹水、胃食管静脉曲张甚至出血、脾脏肿大等。因此,高风险药物治疗期间或高风险药物反复、长期治疗超过 6 个月的患者,出现不明原因的非肝硬化性门静脉高压,且肝酶升高不明显或仅有轻度升高时,应高度怀疑 NRH 的可能性。早期识别并及时停用可疑药物,可使多数患者 5 年内得到组织学缓解,否则,管理的重点应是监测、预防和治疗门静脉高压的并发症。

7. 肉芽肿性肝炎 肉芽肿性肝炎(granulomatous hepatitis)可由感染、炎症、免疫因素和药物等多种因素引起,组织学检查是确诊的主要依据。肉芽肿性病变约占肝脏组织学检查标本数的 2%～15%,与药物相关的肉芽肿性肝炎约占其中的 2.5%。据报道多种药物可引起这种病变,如别嘌呤醇、苯妥英、奎尼丁、甲基多巴、磺胺类药物、卡介苗、阿莫西林-克拉维酸、美沙拉嗪、依那西普、罗格列酮、甲苯达唑、维罗非尼(vemurafenib)、诺佛沙星、吡嗪酰胺和免疫检查点抑制剂。在诊断药物相关肉芽肿性肝炎时,应特别注意排除感染(结核病、寄生虫和真菌感染)、炎症(结节病)和免疫因素(PBC)等的其他病因。

8. 药物/毒物诱导肝脏肿瘤 药物/毒物诱导的肝脏肿瘤主要包括肝细胞腺瘤、肝细胞癌(hepatocellular carcinoma,HCC)、胆管癌及血管肉瘤等病理类型。在经常服用口服避孕药的人群中,肝腺瘤的年发生率为 3～4/10 万,服药剂量和服药时间与腺瘤的发生风险有关,停药后腺瘤可能消退,但暴露时间延长,腺瘤消退的可能性降低。也有报道称在停用口服避孕药 3～5 年后进展为肝细胞癌。雄激素的使用也可能与肝脏肿瘤的发生有关,这种相关性最早在范科尼贫血患者中发现。最常见的雄激素是羟美洛酮、甲睾酮和达那唑。HCC 更常与羟美洛酮和甲睾酮有关,而腺瘤则多与达那唑有关。黄曲霉毒素 B1 作为 Ⅰ 类致癌物,其单独暴露或同时合并乙型肝炎病毒(HBV)感染显著增加 HCC 的风险,已得到很多证据的支持。此外,近年的数据提示服用含马兜铃酸和吡咯里西啶生物碱的制剂可能与 HCC 的风险增加相关,尽管尚需更多证据证实其因果关系,但在我国这是一个值得关注的问题。

三、慢性肝病基础上的 DILI

随着 NAFLD 的全球高发病率以及我国庞大的 HBV 感染和 NAFLD 基础人群的增加，慢性肝病基础上的急性 DILI 事件并不少见。美国约 10% 的 DILI 患者伴随基础肝病，而我国则高达 23%[8,14]。尽管有研究提示，合并的慢性乙型和（或）丙型肝炎可能增加获得性免疫缺陷综合征（艾滋病）患者接受高效抗逆转录病毒药物（HAART）或结核病患者接受抗结核治疗引起 DILI 的风险，但研究中存在诸多混杂因素，无法区分肝损伤的真正病因[66-68]。同样，一些研究认为，NAFLD 可能会增加全因 DILI 的风险[69-72]，但在包括 NAFLD 的慢性肝病人群中，他汀类药物的 DILI 风险并未增加[73-75]。因此，目前尚无充分证据表明，伴随的基础肝病可增加全因 DILI 的风险。一些药物在这一群体中的肝毒性风险增加，可能与特定的药物或基础肝病导致的肝脏功能受损有关，尤其是后者。例如，在 Child-Pugh B 级和 Child-Pugh C 级肝硬化失代偿患者中，用于治疗丙型肝炎的蛋白酶抑制剂和用于治疗原发性胆汁性胆管炎（PBC）的奥贝胆酸的肝毒性显著增加[76,77]。失代偿期肝硬化可能会影响药物的肝脏代谢，以及发生急性肝损伤后的肝细胞再生，在此基础上发生急性 DILI 事件后重症化或需更长时间恢复的风险增大，现有的一些证据支持此观点[67,78-80]。因此，对于已有证据表明伴随的基础肝病很可能会增加 DILI 风险的药物，尤其是针对肝硬化失代偿患者，在处方相关药物时应极其谨慎，充分评估可能的获益/风险后做出决策。

在慢性肝病基础上诊断 DILI 具有很大的挑战性，其难度在于如何鉴别肝损伤的真正病因。在该人群中建立 DILI 的诊断应谨慎，尽管实践中可能存在包括 DILI 在内的两种或多种病因,但疑似 DILI 患者至少需排除其他更常见的病因、基础肝病的活动或复发等因素。RUCAM 量表在该人群中的可靠性可能降低,结合专家意见,可有助于在获得关于可疑药物、肝损伤和基础肝病的详细信息后做出综合判断。

伴随基础肝病的 DILI 患者 6 个月内的死亡风险增加[53],因此,谨慎处方潜在肝毒性药物、密切监测、早期识别是控制其风险的主要措施。对于确需使用潜在肝毒性药物者,应在治疗前进行完整的肝脏生化检查,治疗期间的监测频率可根据风险大小制订或调整。对于基线肝酶异常的患者,作为 DILI 的潜在信号,监测中如果发现用药后肝酶较可获得的平均基线水平升高一倍,或达到诊断急性 DILI 时的肝脏生化阈值时,应怀疑 DILI 的可能性。此时,建议排查其他的肝损伤病因并评估是否存在基础肝病的活动或复发,以便及早识别和发现 DILI。

推荐意见

⑳ 伴随基础慢性肝病,尤其是肝脏功能严重受损的患者,在处方潜在肝毒性药物前,应进行获益/风险评估,治疗中应根据风险大小制订并调整监测策略。(5,C)建立诊断时应排除其他病因和基础肝病的复发或活动。(4,B)

解 读 ▶▶▶

实践中,急性 DILI 事件发生在伴随慢性肝病的基础上并不少见。我国约 23% 的急性 DILI 发生在慢性乙型病毒性肝炎、NAFLD、肝硬化、酒精性肝病和自身免疫性肝病等慢性肝病基础上。一个重要的临床问题是,伴随的慢性肝病是否会增加 DILI 的易感性。针对这一问题,当前的研究有限,而且,已发表的研究存在 DILI 诊断标准不一、缺乏严格的因果关系评估,以及存在诸多混杂因素等缺陷。因此,目前尚无充分证据表明,伴随的基础肝病可增加全因 DILI 的风险。然而,现有的一些证据表明,一些特定的药物在这一群体中的肝毒性风险增加,尤其是在肝脏功能严重受损的失代偿期肝硬化的人群中。失代偿期肝硬化患者是一类特殊的人群,可能会通过影响药物的肝脏代谢而增加其肝毒性风险。另一个重要的临床问题是,伴随慢性肝病的患者一旦发生急性 DILI,预后是否更差。来自美国的数据表明,伴随基础肝病的 DILI 患者 6 个月内的死亡风险增加。因此,为控制在这一特殊人群中的 DILI 风险并改善预后,指南中强调,谨慎处方潜在肝毒性药物、密切监测、早期识别是实践中的主要措施,并形成了推荐意见。

四、药物导致的病毒性肝炎再激活

在我国,由于存在大量的 HBV 感染或携带的基础人群,药物导致的病毒性肝炎再激活多见于乙型肝炎病毒再激活(HBV reactivation,HBVr)。其发生是因为一些风险药物如免疫抑制剂、高剂量糖皮质激素、细胞毒性化疗药物、抗 CD20 单克隆抗体和抗肿瘤坏死因子(tumor necrosis factors,TNF)等改变了 HBV 感染或携带者原来的肝脏和免疫状态,导致病毒复制增加,发生免疫介导的肝损伤。临床上可出现伴或不伴黄疸的 ALT 水平显著升高,HBV DNA 转阳或载量较暴露于风险药物前明显增高,严重者可导致 ALF 甚至死亡。

导致 HBVr 的常见药物包括抗代谢药物、免疫调节剂、糖皮质激素、小分子抑制剂、生物抗体和化学治疗药物等。根据导致 HBVr

风险的不同,将药物分为高、中、低和不确定风险 4 个不同等级,详见表 7[81]。

表 7　导致病毒性肝炎再激活的药物风险分类

风险等级	HBV 血清标志物	
高风险 (>10%)	**HBsAg(＋)/抗‑HBc(＋)** 抗 CD20 单克隆抗体:利妥昔单抗、奥法木单抗、奥比妥珠单抗 造血干细胞移植(同种异体和自体) 高剂量糖皮质激素治疗≥20 mg/d,持续时间≥4 周 高效力抗 TNF 药物:阿达木单抗、英夫利昔单抗、戈利木单抗、赛妥珠单抗 蒽环类:多柔比星(阿霉素)、表柔比星(表阿霉素)、柔红霉素等 HBV/HCV 合并感染的 DAA 治疗(注:HBsAg<10 U/mL 的非肝硬化患者除外) 免疫检查点抑制剂:抗 PD‑1,纳武单抗、派姆单抗;抗 PD‑L1,阿替利珠单抗;抗 CTLA‑4,伊匹木单抗 酪氨酸激酶抑制剂:伊马替尼、尼罗替尼、达沙替尼、厄洛替尼、吉非替尼、奥希替尼、阿法替尼等	**HBsAg(－)/抗‑HBc (＋)** 抗 CD20 单克隆抗体:利妥昔单抗、奥法木单抗、奥比妥珠单抗 异基因造血干细胞移植
中风险 (1%~10%)	细胞毒性化疗药(蒽环类药物除外) 较低效力抗 TNF 药物:依那西普 中等剂量糖皮质激素治疗 10~20 mg/d,持续时间≥4 周 蛋白酶抑制剂	蒽环类:多柔比星、表柔比星、柔红霉素等 自体造血干细胞移植 高效力抗 TNF 药物:阿达木单抗、英夫利昔单抗、戈利木单抗、赛妥珠单抗 蛋白酶抑制剂

(续表)

风险等级	HBV 血清标志物	
低风险 (<1%)	甲氨蝶呤、硫唑嘌呤 低剂量糖皮质激素治疗<10 mg/d HBsAg<10 U/mL 的非肝硬化患者接受 HBV/HCV 合并感染的 DAA 药物治疗	细胞毒性化疗(蒽环类药物除外) 高剂量糖皮质激素治疗≥20 mg/d 较低效力的抗 TNF 药物 酪氨酸激酶抑制剂 HCV 感染 DAA 治疗
不确定风险 (尚无相关临床研究)	阿巴西普、托珠单抗、依鲁替尼、阿仑单抗、那他珠单抗、奥瑞珠单抗、伊布单抗等新型生物制剂	免疫检查点抑制剂:抗 PD-1,纳武单抗、派姆单抗;抗 PD-L1,阿替利珠单抗;抗 CTLA-4,伊匹木单抗

注:HBsAg,乙型肝炎表面抗原;抗-HBc,乙型肝炎核心抗体;TNF,肿瘤坏死因子;HBV,乙型肝炎病毒;HCV,丙型肝炎病毒;DAA,直接抗病毒药物;PD-1,程序性死亡受体-1;PD-L1,程序性死亡-配体 1;CTLA-4,细胞毒性 T 淋巴细胞相关蛋白 4。

由于可导致严重临床结局,而且一旦出现 HBVr,通常会中断免疫抑制治疗(如化学治疗),从而延误原发疾病的治疗。因此,所有使用免疫抑制剂或其他相关风险药物的患者治疗前均应常规筛查 HBsAg 和抗-HBc,若为阳性,则进一步检测 HBV DNA[82]。具有 HBV 感染或携带血清学证据(HBsAg 阳性或抗-HBc 阳性)的患者,例如:①因多种血液系统肿瘤和实体肿瘤接受化学药物治疗;②因各种自身免疫性疾病接受免疫抑制剂治疗;③接受实体器官移植或造血干细胞移植,均应被视为 HBVr 的风险人群进行管理。

对不同风险的药物和患者进行分层管理可有效降低 HBVr 的发生。对于 HBVr 高、中风险患者,建议在接受相关风险药物治疗前给予预防性抗病毒治疗,首选强效高耐药屏障的核苷(酸)类似物(NA)恩替卡韦(ETV)、替诺福韦(TDF)、丙酚替诺福韦(TAF)或艾米替诺福韦（TMF）[83,84]。不建议首选拉米夫定，以免增加耐药风险。对既往接受拉米夫定治疗的患者，优选 TDF、TAF 或 TMF，不建议使用 ETV。对于 HBVr 低风险患者，不建议常规预防性抗病毒治疗，但应在治疗期间每 1～3 个月监测 ALT、HBV 感染的血清标志物（HBsAg、抗‐HBc），以及进行 HBV DNA 检测，对监测中出现 HBVr 征象者，应及时给予抗病毒治疗。若无法进行密切监测，即使再激活风险较低，也应预防性抗病毒治疗。当 HBV 再激活风险不确定时，是否预防性抗病毒治疗需要临床医师综合判断[85]。

通常，在化学治疗和免疫抑制剂治疗结束后，应继续抗病毒治疗 6～12 个月。但对应用 B 细胞单克隆抗体或进行造血干细胞移植的患者，在免疫抑制治疗结束后应继续使用 NA 至少 18 个月方可考虑停药。NA 停用可能会出现 HBV 复发，因此，停药应在肝病专业医生的指导下进行，停止抗病毒治疗后应继续随访 12 个月，其间每 1～3 个月监测 HBV DNA 和肝脏生化[85]。

推荐意见

㉑ 开始免疫抑制治疗前或接受有导致 HBVr 风险的药物前，应常规筛查 HBsAg 和抗‐HBc。若为阳性，进一步检测 HBV DNA。（*1，A*）

㉒ 对于 HBVr 中、高风险者，应予预防性抗病毒治疗。对低风险者无须常规预防性抗病毒治疗，但治疗期间应严密监测。若无法密切监测，应预防性抗病毒治疗。（*2，A*）

㉓ 乙型肝炎抗病毒治疗时首选强效高耐药屏障的核苷（酸）类似物：恩替卡韦、替诺福韦、丙酚替诺福韦和艾米替诺福韦。（*1，A*）

㉔ 在化学和免疫抑制剂治疗结束后，应继续抗病毒治疗

6~12个月。对于应用B细胞单克隆抗体或造血干细胞移植的患者,在免疫抑制治疗结束后应继续抗病毒治疗至少18个月。停用抗病毒药应在肝病专科医生的指导下进行,停药后应随访12个月,其间每1~3个月监测HBV DNA和肝脏生化。(**4**,**C**)

解 读 ▶▶▶

药物导致的病毒性肝炎再激活是由于一些风险药物可通过改变HBV感染或携带者原来的肝脏和免疫状态,导致病毒复制增加,从而发生免疫介导的肝损伤,其损伤机制属于间接型DILI的范畴。鉴于我国有大量的HBV携带或感染的基数人群,目前的风险药物主要集中在肿瘤、血液、风湿等领域,因此,指南专门阐述了此问题,并形成4条推荐意见,以指导肝病和非肝病领域的临床医生更好地管理具有病毒性肝炎再激活风险的患者,减少由此带来的危害。近年发布的各个国际DILI诊疗指南并未就此问题专门阐述,原因是:一方面,在欧美,HBV感染或携带的人群整体较少,病毒性肝炎再激活并非是这些国家或地区的突出或主要问题;另一方面,目前的国际DILI诊疗指南均针对特异质型DILI,而病毒性肝炎再激活则属于间接型DILI。因此,本指南是首部专门阐述此问题的DILI诊治指南。

五、DILI 的常见病因

(一)草药和膳食补充剂

1. **流行病学** 由于缺乏高质量的流行病学数据,草药和膳食补充剂导致肝损伤(HDS-DILI)的确切发生率目前尚不清楚。然而，HDS-DILI 人群正在全球范围内快速增加,已成为学术界、监管部门重点关注的问题。美国 HDS-DILI 的占比已快速上升为约 20%,排名第二[86]。在欧洲和拉丁美洲,其占比为 8%~16%[3,87,88]。东亚与欧美国家的 HDS-DILI 病因存在显著差异,欧美国家大多与膳食补充剂相关,尤其是用于健美塑身的膳食补充剂,东亚国家包括我国主要与草药有关,发生草药引起的肝损伤(herbal medicines induced liver injury, HILI)[48]。

在亚洲,传统治疗药物具有悠久的应用历史并被广泛用于各类疾病的预防和治疗。由于很多患者存在草药"天然无毒"的错误认识,对草药的肝损伤风险常缺乏警惕,由此导致的肝损伤也构成了亚洲国家 DILI 的主要病因之一。韩国 27.5% 的 DILI 患者由草药(herbal medicine, HM)引起[7],日本约 9% 和 6% 的 DILI 患者分别由膳食补充剂和草药导致[89],新加坡报道其占比甚至高达 71%[90],而我国多数研究报道占比为 20%~30%[8,91,92]。在我国,据报道可能引起肝损伤的有何首乌、雷公藤、黄药子、补骨脂、千里光、淫羊藿、菊三七等 HM 及其汤剂或成药,详见附录四。

2. 监管措施　多数国家对 HDS 产品的监管相对宽松,未将其纳入严格的药品注册监管体系,如欧美国家多将 HDS 产品作为膳食补充剂管理。我国的 HM 包括中药材、中药饮片、中药提取物、中药配方颗粒、中成药,也包括民间习用药材及含有中药组分的保健食品、食品等,对其的监管要求也不尽相同,既有按药品审批管理的中成药等产品和按保健食品审批管理的含有中药组分的产品,也包括按农产品管理的中药材、地区性民间习用药材等产品,以及民间自采自用的草药等。不同管理类别的 HM 产品的质量控制及安全性评价要求存在明显差别,这些现状给 HILI 的防范、临床评价与管理带来很大困难与挑战,也是目前全球范围内包括 HILI 在内的 HDS-

DILI 患者快速增加的主要原因之一。

3. 风险因素　整体上，HILI 的风险因素与化学药、生物制品等其他药物导致 DILI 的风险因素类似，包括药物相关和宿主相关的风险因素。然而，一些 HILI 特有的相关风险因素可能是造成肝损伤的原因[93-100]：①产品质量，如同一 HM 来自不同产地可导致成分差异，继而增加肝毒性风险（如何首乌、炮制处理过程不当等）；②同名异物、药品伪品误用、混用或掺假；③环境污染，如药材种植过程中的农药残留、土壤和水源的重金属与化肥等的污染；④组方配伍不合理或存在配伍禁忌；⑤不合理用药，方不对证、超适应证、超剂量、重复用药、超疗程等，尤其是中成药与中草药饮片、多种不同中成药重复使用可导致单味药剂量增加，从而增加 HILI 风险。多数中成药和汤剂多为复方，成分不一，因此，其成分极为复杂，而且不同成分间的药物相互作用等多不明确，这也是造成包括 HILI 风险在内的中草药不良反应的重要原因之一。此外，在我国，中药常与化学药、生物制品联合使用，或与含有中药组分的保健食品、食品等同时使用。这些中药-化学药之间、中药-保健食品之间的相互作用非常复杂，可能通过改变药用成分的吸收、分布、代谢和排泄而引起全身药代动力学变化，导致肝肾毒性等不良反应[97]。

4. 临床表型和临床诊断　多数 HDS-DILI 或 HILI 的临床表型呈现出以 ALT 显著升高为主要表现的肝细胞损伤型，但有些 HDS 产品或 HM 也可导致胆汁淤积型或混合型肝损伤，甚至一些特殊临床表型，如 PA-HSOS。最近的报道提示，HDS-DILI 的肝损伤更严重，具有更高的死亡/肝移植风险[87]。此研究结果与美国报道的近 20 年药物引起的 ALF 成人患者的可疑药物、临床特征和临床结局的长期趋势一致。在美国，DI-ALF 的病因正发生显著变化，HDS 导致的 ALF 显著增加且预后更差，而抗生素和其他病因导致的 ALF 则显著减少[101]。这些信息都提示了 HDS-DILI 可导致严重的临床结局,已成为一个全球性的问题。

诊断原则同其他药物导致的 DILI,也为排他性诊断策略。询问到可疑的 HM 或 HDS 产品应用史是建立诊断的基础[86],然而,多数患者因认为该类产品"天然无毒",通常并不会主动告知医生这些产品的应用史。因此,科学的宣教、医生的主动询问可鼓励患者提供相应产品的应用史,这对正确建立 HDS‐DILI 或 HILI 诊断极为关键[43]。RUCAM 量表虽被推荐用于 DILI 的因果关系评估,但其并非专门针对 HDS‐DILI 或 HILI 而开发。由于 HDS 或 HM 成分多较复杂,可能含有说明书中未标识的成分、部分 HDS 或 HM 产品的说明书缺乏关于包括肝毒性在内的不良反应警示、常与其他药物联合应用等现状,使得临床上通常很难界定到底哪些 HDS 或 HM 成分与肝损伤有关、哪些中草药配伍后毒性增强。因此,对于疑似 HDS‐DILI 或 HILI 患者的因果关系评估,RUCAM 量表的可靠性可能会降低[43]。证据整合链方法[102]强调了排除肝损伤时的化学药联合应用、可疑中草药的溯源,理论上有助于 HDS‐DILI 或 HILI 的界定。但临床实践场景中广泛的中药-化学药、中药-保健食品等联合应用的现状,多数的中草药成分复杂,难以溯源,基源鉴定、排除伪品、明确并检测相关特征代谢物或特异生物标志物等对多数的中草药而言仍是当前无法解决的难题。因此,该方法在临床实践中的诊断效能和可操作性尚需进一步评估、验证[48]。RUCAM 量表结合专家意见可能是当前建立 HDS‐DILI 或 HILI 诊断具有可操作性的因果关系评估方法[43,48]。专家意见可根据所有已获得的信息进行综合判断,再激发阳性、出现与特定 HM 已知的肝损伤典型特征或表型、去激发后肝损伤显著改善时,可增加诊断的权重。

5. 风险管理　风险管理的整体策略和措施同 DILI。HILI 特有的风险措施包括:①明确中药材、中药饮片及辅料的成分,明确其物质基础,规范其来源和质量控制标准,对相关风险物质进行含量限定是风险防范的首要措施;②确定组方配伍合理性,避免配伍禁忌或不合理配伍;③避免方不对证、超适应证、超剂量、超疗程等不合理使用;④避免不必要的联合用药,尤其要避免不同 HM 的联合、重复使用而导致具有潜在肝毒性的单味药剂量的增加;⑤需使用含已知具有肝毒性成分 HM 制剂的患者,在单独或联合使用其他 HM、HDS产品、化学药前,应评估整体的获益/风险;⑥加强科学宣教及用药指导,避免民众自行采集、服用中草药。

推荐意见

㉕ 应避免药不对证(症)、超常规剂量或疗程、药物配伍不当、不必要的联合/重复使用而导致具有潜在肝毒性单味药剂量的增加等可能增加 HILI 风险的不合理用药。加强科学宣教,避免民众自行采集、购买、服用中草药,尤其是非食药同源的中草药。(**4**,**C**)

㉖ 对疑似 HILI/HDS‑DILI 患者,应加强中草药应用史的详细调查,医生应主动询问或鼓励患者告知相关中草药或 HDS 产品的暴露史。(**4**,**B**)

㉗ 对确需使用含已知肝毒性成分中草药制剂的患者,或既往有 HILI 史的患者,应在治疗前评估获益与风险,并在治疗中严密监测。(**5**,**C**)

㉘ 对疑似 HILI 或 HDS‑DILI 患者,建议采用 RUCAM 量表结合专家意见进行因果关系评估。(**4**,**B**)

㉙ 对于联合使用其他中草药、HDS 产品和化学药的疑似 HILI 或 HDS‑DILI 患者,在甄别病因时,如果再激发阳性,出现与特定中草药已知的肝损伤典型特征或表型、去激发后肝损伤显著改善等情况,可增加特定中草药肝损伤诊断时的权重。(**5**,**B**)

解 读 ▶▶▶

　　HDS-DILI 已成为全球关注的问题,在欧美国家多与膳食补充剂相关,而在东亚国家包括我国主要与草药有关。临床上,HDS-DILI 或 HILI 易被误诊和漏诊,其诊断具有极大的挑战性。首先,多数患者因错误地认为这类产品"天然无毒",通常不会主动告知 HDS 产品或草药的服用史,该病建立或排除诊断很大程度上依赖于医生主动、详细、有针对性的病史询问,以明确可疑 HDS 产品或草药的暴露史。其次,采用目前报道的因果关系评估方法,诊断 HDS-DILI 或 HILI 的敏感性、特异性和准确性未知;那些方法未经设计良好的大样本前瞻性队列验证,指南推荐的 RUCAM 因果关系评估方法,用于 HDS-DILI 或 HILI 诊断时,尽管可提供框架性的指导意见,但其可靠性可能会降低,因此,实践中可能需结合专家意见进行综合判断。第三,HDS 产品或草药的成分常较复杂,可能含有说明书中未标识的成分,即使临床上建立了 HDS-DILI 或 HILI 的诊断,通常也很难界定到底哪些成分导致了肝损伤。最后,与其他化学药、生物制品一样,HDS 产品或草药也可导致各种急性、亚急性、慢性和特殊表型的肝损伤类型,在中药-化学药、中药-保健食品等联合应用时,往往很难明确真正的病因。

　　公众对 HDS 产品肝毒性风险的错误认识、监管的不同要求、草药特有的风险因素、特异性因果关系评估方法的缺乏、临床实践场景中不合理用药,以及广泛地与化学药、生物制品联合使用的现状,都使得 HDS-DILI 的预防、早期识别、及时诊断等面临极大的挑战。有效防范 HDS-DILI,改善其预后,是一项系统工程,需要政府监管部门、生产企业、医务人员、中药材种植人员、公众等的共同努力。

(二) 抗结核药物

1. 流行病学　与西方国家相比,亚洲国家结核病的发病率更高,因此,抗结核药物性肝损伤(anti-tuberculosis drug-induced liver injury,AT-DILI)的高发生率构成了亚洲国家 DILI 的另一个特点,中国 AT-DILI 的发生率为 9.5%～10.6%,印度为 3.8%～10.0%[103]。在中国,AT-DILI 患者占被调查 DILI 人群的比率高达 22.0%～31.3%[8,92]。因此,AT-DILI 是亚洲国家 DILI 的最常见原因,也是导致 ALF 和慢加急性肝衰竭(acute-on-chronic liver failure,ACLF)的常见原因[15,104]。常用的一线抗结核药物中,异烟肼、利福平和吡嗪酰胺都具有较强的肝毒性,乙胺丁醇也被报道了明显肝毒性的病例,部分二线药物如乙硫异烟胺、丙硫异烟胺、对氨基水杨酸等也都有较强的肝毒性。

2. 风险因素　目前报道的 AT-DILI 风险因素包括高龄、女性、亚洲人群、合并 HBV 或 HCV 或 HIV 感染、联合使用多种具有肝毒性药物抗结核治疗(anti-tuberculosis treatment,ATT)等[17,48]。遗传易感性可能与 AT-DILI 风险相关,携带 $HLA-B*52:01$ 等位基因的人群、$NAT2*6$ 和 $NAT2*7$ 变异的超慢代谢人群的 AT-DILI 风险增加[105]。

3. 临床特点和临床诊断　通常,AT-DILI 主要发生在接受 ATT 的前两个月,但在整个过程中肝损伤的风险始终存在[106,107]。有研究提示,相较于其他药物导致的 DILI,AT-DILI 患者反映肝脏功能受损的指标如 TBiL、INR、ALB 等更为严重[15],但这仍需更多研究证实。多数患者预后良好,但仍有少数患者进展为 ALF 或 ACLF。

临床诊断的整体原则、鉴别诊断和因果关系评估方法同其他药物导致的 DILI。AT-DILI 的诊断需排除结核病患者同时合并的由其他潜在肝毒性药物导致 DILI 的可能,如消炎镇痛药、抗生素、

HDS 产品或 HM 等。对于伴随基础肝病的结核病患者,诊断需鉴别或除外基础肝病的影响。对于肝结核的患者,由于疾病本身引起的肝损伤常继发于肝实质浸润或淋巴结肿大造成的胆道梗阻,表现为胆汁淤积,这与 AT-DILI 的通常表现不同,因此,建立 AT-DILI 诊断时应注意鉴别或排除。

4. 监测和管理 完整的肝脏生化检查和非特异性症状的定期、有效监测有助于早期发现 AT-DILI,是风险管理的重要措施,应贯穿于 ATT 的全程。所有接受 ATT 治疗的患者,应在治疗前进行完整的肝脏生化检查,并常规筛查慢性乙型、丙型病毒性肝炎的标志物,以获得基线数据并评估是否合并存在慢性病毒性肝炎。有风险因素者,如长期饮酒、合并 HBV/HCV/HIV 感染、同时使用其他具有肝毒性药物、基线肝酶异常的结核病患者,在开始 ATT 治疗后的前 2 个月,每 2 周监测一次,之后每 4 周监测一次,是可接受的频率。无风险因素者,监测的频率可降低,若新出现非特异性症状,应增加监测频率[48,108]。肝损伤恢复后重启 ATT 治疗时,治疗方案应慎重评估。若接受 ATT 治疗后出现了伴黄疸的严重肝损伤或急性肝衰竭,应严格避免再次尝试使用相同的 ATT 方案。对于接受 ATT 治疗后出现轻度肝酶异常的患者,尽管多数患者能适应并耐受重新引入的一线药物,但在做出使用相同的 ATT 方案决策前,应全面评估再暴露可能的获益和风险,并在治疗中增加监测频率。

推荐意见

㉚ 所有患者在开始抗结核治疗前都应进行基线 HBsAg (如 HBsAg 阳性,进一步查 HBV DNA)、抗 HCV 和完整的肝脏生化检查,以及腹部超声检查。(1,A)

㉛ 应常规监测非特异性肝病相关症状,以早期发现或识别

潜在的 DILI 患者。(3，B)

㉜ 对于无风险因素者,建议每月监测一次肝脏生化指标,出现症状或发生肝损伤后应增加监测频率。(4，C)对于有风险因素者,在抗结核治疗的前 2 个月,每 2 周监测一次肝脏生化指标,之后,每月监测一次,直到治疗结束。(2，B)

㉝ 若抗结核治疗后发生伴有黄疸的严重肝损伤或急性肝衰竭,应避免再次使用疑似的可疑药物。(4，B)若暴露后仅出现无症状的轻度肝酶异常,再次用药前,应评估再暴露可能的获益和风险,并在治疗中增加监测频率。(2，B)

解 读 ▶▶▶

结核病的高发,以及目前常用的一线和二线抗结核药物都具有一定的肝毒性,因此 AT - DILI 是我国 DILI 的重要病因。尽管一些遗传和非遗传的风险因素已被报道,但在实践中预测哪些结核病患者会发生肝损伤、哪些会发生更严重的肝损伤,目前仍困难重重。治疗中对非特异性临床症状和完整的肝脏生化检查的定期监测是及时发现疑似 AT - DILI 患者的重要手段,得到了美国、英国胸科协会,世界卫生组织(WHO)和亚太肝脏研究协会(APASL)等国际学术机构指南的一致认可。但是,对于基线肝酶正常的患者,国际指南认为,除非出现症状,否则无须在治疗中常规监测。鉴于国内 AT - DILI 的高发生率,以及每年报道的少数患者导致了 ALF 等不良临床结局,本指南提出,对于无 DILI 风险因素的结核病患者,需进行常规监测,但监测的频率可降低,以早期识别出疑似 AT - DILI 患者,改善预后。关于肝损伤恢复后重启抗结核治疗的问题,指南也进行了专门的探讨,以减少再激发带来的潜在风险。表 F 和表 G 为目前各国际指南对 AT - DILI 监测和管理的建议。

表 F　各国际指南对 AT‑DILI 的监测建议

项目	美国胸科学会（2006；2016年更新）	英国胸科学会(1998)	世界卫生组织(2010)	亚太肝脏研究协会(2021)
基线肝脏生化检查	是	是	未提及	是[a]
基线病毒标志物	—	—	HIV	HBsAg、Anti‑HCV、HIV
监测肝脏生化指标（若基线正常）	不推荐,除非出现症状	不推荐,除非出现症状	—	不推荐,除非出现症状
监测肝脏生化指标（若基线异常）	是 频率:2～4周一次	是 频率:若 ALT>2 ULN,则每周一次; 若 ALT<2 ULN,则每2周一次	—	是 频率:前2周每周一次,后2个月每2周一次
肝脏疾病	是 前2个月每周一次,之后每个月一次,同时需要临床监测	是 每周监测肝功能,且需定时临床监测(未提及频率)	是 基线监测未提及频率	是 基线检测,且每1～2周一次监测肝功能及INR

注:[a]若血清白蛋白<3.5 g/L,需进行全面的肝脏生化及超声检查来排除慢性肝脏疾病。HIV,人类免疫缺陷病毒;HBsAg,乙型肝炎表面抗原;Anti‑HCV,抗丙型肝炎病毒;ALT,丙氨酸转氨酶;ULN,正常值上限;INR,国际标准化比率。

表 G　各国际指南对 AT‑DILI 的管理建议

项目	美国胸科学会（2006；2016 年更新）	英国胸科学会(1998)	世界卫生组织(2010)	亚太肝脏研究协会(2021)
若出现有临床意义的或症状性肝炎，停止抗结核（肝毒性）药物	是	是	是	是
何时重启抗结核药物	ALT 恢复至＜2 ULN	ALT 恢复至＜2 ULN	肝功能恢复正常，且临床症状缓解	ALT/AST＜2 ULN　　　胆红素＜1.5 ULN
重启何种抗结核药物	足剂量利福平＋乙胺丁醇；3～7 天后足剂量异烟肼；吡嗪酰胺，仅在轻度 DILI 的情况下重启	异烟肼→利福平→吡嗪酰胺（每 2～3 天滴定剂量）	利福平，首先使用；异烟肼，3～7 天；吡嗪酰胺，避免使用	利福平→异烟肼，以低剂量启用，每 3 天向上滴定剂量；继续足剂量乙胺丁醇；吡嗪酰胺，仅在轻度 DILI 的情况下重启
再激发时肝功能监测的推荐意见	异烟肼再激发后 3～7 天检测 ALT	每天监测肝功能	需要肝功能监测（未对频率进行推荐）	每 3～7 天监测肝功能及 INR，若出现症状则提早监测

注：ULN，正常值上限；ALT，丙氨酸转氨酶；AST，天冬氨酸转氨酶；DILI，药物性肝损伤；INR，国际标准化比率。

(三) 抗肿瘤药物

1. 流行病学　抗肿瘤药物是 DILI 的重要病因。在西方,抗肿瘤药物导致肝损伤的占比为 5%～8%[1]。在亚洲,日本和我国的数据显示,10% 和 8.34% 的 DILI 患者由抗肿瘤药物导致[1]。无论是传统的化疗药物、大分子或小分子靶向药物,还是新近上市的免疫检查点抑制剂(ICI),都可导致肝损伤。在临床试验中,有关不同小分子靶向药物如酪氨酸激酶抑制剂(TKI)导致所有级别肝损伤的发生率报道不一,介于 5%～55%[109-114]。舒尼替尼、拉帕替尼、帕唑帕尼、瑞戈非尼、普纳替尼、培西达替尼和艾德拉尼等靶向药物因肝毒性,被美国食品药品监督管理局(FDA)加黑框警告[115]。ICI 肝炎的发生率取决于类别、剂量,以及是否单药或联合治疗[116,117]。单独使用时,任何级别 ICI 肝炎的发生率通常低于 10%,细胞毒性 T 淋巴细胞相关蛋白 4(CTLA-4)抑制剂高于细胞程序性死亡受体-1(PD-1)抑制剂,尤其是高剂量的 CTLA-4 抑制剂。联合使用时,无论是 CTLA-4/PD-1 抑制剂的双免联合治疗,还是 ICI 和靶向药物的靶免联合治疗,任何级别 ICI 肝炎的发生率较 ICI 单独使用显著升高[116]。

2. ICI 相关肝毒性　ICI 相关肝毒性通常发生在 ICI 开始治疗的 4～12 周或 1～3 剂后[118]。多数患者以 ICI 肝炎为主,达到峰值时通常呈现以 ALT/AST 显著升高为主要表现的肝细胞损伤型[119],也有表现为胆汁淤积型和混合型。除 ICI 肝炎,部分患者则可呈现以胆汁淤积为主要表现的 ICI 胆管炎,ALP/GGT 显著升高[120]。少数患者的肝毒性可表现为特殊临床表型,如结节再生性增生[121]。

近半数 ICI 肝毒性患者可伴有肝外器官的免疫相关不良事件(immune-related adverse events, irAE)[122],少数患者可检测到低滴度(1∶80)的抗核抗体[119]。尽管少见,但也有 0.1%～0.2% 的患者可引起 ALF[123-126]。ICI 肝炎的组织学特征可能对其诊断和管理有重要价值,有助于了解肿瘤的肝脏转移情况和肝损伤的组织病理表型,并可提供区分 AIH 和 DILI 的组织学信息[119,127]。建议对疑似或 ICI 相关肝毒性尚无法完全排除的患者,尤其是糖皮质激素治疗应答不佳的患者进行肝穿刺。

传统化疗药物和靶向药物导致的肝损伤多为固有型或特异质型,而 ICI 肝毒性为免疫介导的肝损伤,属于间接型 DILI 范畴[16,116]。其确切机制尚不清楚,过度免疫激活造成类似自身免疫性的炎症反应[119,128],是目前推测的可能机制,遗传易感性可能起重要作用。ICI 肝毒性可能的风险因素包括:接受器官移植者、伴随自身免疫性疾病者、既往使用其他类别的 ICI 出现 irAE 者、接受高剂量 ICI 尤其是高剂量 CTLA-4 抑制剂者、接受不同 ICI 或 ICI 和靶向药物联合治疗的患者[129-131]。

ICI 相关肝毒性的管理应包括治疗前评估、治疗中监测、及时识别疑似患者、诊断/鉴别诊断、治疗和随访等多方面,见图 2。根据肝毒性的严重程度,做出继续、暂停或永久停止 ICI 治疗的决策,以及是否启动糖皮质激素和(或)免疫抑制治疗。多数 3 级以上肝损伤的患者,对目前指南推荐的每日高剂量糖皮质激素(1～2 mg/kg 甲泼尼龙或相当剂量激素)应答良好,停用激素后无反弹。但近期研究提示,每日低剂量激素(<1.5 mg/kg 甲泼尼龙或相当剂量激素)的效果与每日高剂量相当,而安全性风险却明显降低[132]。少数患者尤其是胆汁淤积型或 ICI 胆管炎患者则可能对激素应答不佳,此时可加用麦考酚酯、他克莫司或硫唑嘌呤等免疫抑制剂。不推荐将英夫利昔单抗作为激素治疗失败后的挽救治疗。对 ICI 肝毒性的诊断/鉴别诊断、激素治疗剂量/疗程、肝损伤恢复后重启 ICI 治疗等临床疑难问题,建议含肝病专业医生的多学科团队共同讨论后做出决策。

3. 临床诊断的特殊考量 包括 ICI 在内的所有抗肿瘤药物导致

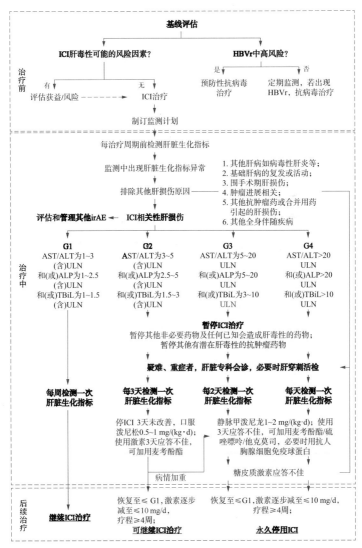

图 2　ICI 相关肝毒性的管理

ICI，免疫检查点抑制剂；HBVr，乙肝再激活；irAE，免疫相关不良事件；AST，天冬氨酸转氨酶；ALT，丙氨酸转氨酶；ALP，碱性磷酸酶；TBiL，总胆红素；ULN，正常值上限

肝损伤的临床诊断整体原则、鉴别诊断和因果关系评估方法同其他药物导致的DILI。在疑似抗肿瘤药物导致肝损伤患者的诊断和鉴别诊断流程中，应特别注意排除下列因素的影响：①肿瘤的肝脏或胆道的转移、浸润；②HCC、胆道或壶腹部肿瘤患者的疾病进展；③近期接受手术或局部介入治疗的围手术期肝损伤的影响；④全身其他疾病状态的影响；⑤包括抗感染、中草药、营养支持、姑息辅助治疗等其他合并药物导致DILI的潜在可能。由于可呈现类似的临床表现和肝脏生化学异常特点，在靶向联合免疫治疗的患者中，仔细甄别肝损伤真正的可疑药物是靶向药物还是ICI，抑或两者皆可能，尽管具有很大的挑战，但在实践中很重要，因为这影响到患者是否需要接受免疫抑制治疗，以及后续的抗肿瘤治疗策略。肝脏组织学可提供鉴别诊断的重要信息。此外，通常情况下，前一个治疗方案中未出现肝损伤的患者，在引入后一方案后出现肝损伤，那么，后引入的方案导致DILI的可能性增大；同时出现其他脏器的irAE，可能会增加ICI相关肝毒性的诊断权重；停用联合治疗的某一个方案（去激发）后，肝损伤显著改善并恢复，可有助于明确该治疗方案导致肝损伤的诊断。

需指出的是，在抗肿瘤药物导致肝损伤的严重程度分级标准中，通常按照抗肿瘤药临床试验中的常见不良事件术语评定标准（CTCAE）[133]对单个肝脏生化指标进行分级评估，此分级不同于DILIN或国际通用的DILI严重程度分级标准，可能无法真正反映肝脏不良事件的临床严重程度[116]。

4. 风险管理　肿瘤患者DILI风险控制的建议包括：①所有患者在接受化疗、靶向或免疫等抗肿瘤药物治疗前、治疗期间和治疗后应接受完整的血清肝脏生化检查，评估基线情况并进行定期监测；②监测频率可根据药物的肝毒性风险高低、患者是否存在已知的风险因素、肝损伤的严重程度和演变等进行调整；③抗肿瘤治疗策略（单药或联合）、具体药物的选择，以及是否推迟或停止治疗等，应根据基线或监测中的肝脏生化检查结果仔细评估潜在获益/风险后,做出临床决策;④重新启动抗肿瘤治疗应慎重。如果暴露后曾发生 3 级以上肝损伤或伴有黄疸的严重肝损伤或 ALF,应严格避免再次尝试使用相同的方案。如果抗肿瘤药物治疗后仅出现无症状的轻度肝脏生化指标异常,尽管多数患者可耐受再次治疗,但在做出使用相同抗肿瘤药物方案决策前,应在肝病专业医生的指导下,全面评估再次治疗可能的获益和风险,并在治疗中增加监测频率;⑤在使用导致病毒性肝炎再激活中、高风险的抗肿瘤药物前,对所有患者应常规筛查 HBV 和 HCV 标志物,并根据不同风险给予预防性或治疗性抗病毒药物治疗;⑥对于有肿瘤肝脏转移风险的患者,建议在抗肿瘤药物治疗前,进行增强 MRI 或 CT 检查,以完成治疗前评估。

推荐意见

㉞ 抗肿瘤药物治疗前至少应完成的评估包括:①完整的肝脏生化检查;②有肿瘤肝脏转移风险或肝脏/胆管肿瘤的患者,应行腹部增强 MRI 或 CT 检查;③是否伴随基础肝病(特别是 HBsAg、抗- HBs、抗- HBc 和抗- HCV)和其他全身性疾病;④既往抗肿瘤药物治疗方案及肝毒性情况。(4,B)

㉟ 抗肿瘤药物治疗中和治疗后的监测,可根据药物的肝毒性风险高低、患者是否存在已知的风险因素、肝损伤的严重程度和演变等进行调整。(3,B)

㊱ 疑似抗肿瘤药 DILI 的诊断,应注意排除围手术期肝损伤、肿瘤肝脏/胆管转移、浸润,以及合并应用抗感染、中草药、营养支持、姑息辅助治疗等导致的肝损伤。(4,C)

㊲ 对于存在 ICI 肝毒性可能的风险因素者,如器官移植术后、伴随自身免疫性疾病、曾发生过 irAE 等,在制订含 ICI 抗肿

瘤药物方案时应谨慎选择,并在治疗中严密监测。(4,B)

㊳ 根据 ICI 肝毒性严重程度,做出继续、暂停或永久停止 ICI 的决策,以及是否启动糖皮质激素治疗。不推荐将英夫利昔单抗作为激素治疗失败后的挽救治疗。对疑难、重症患者的诊断和管理,建议由包括肝病专业医生的多学科团队讨论决策。(2,C)

㊴ 靶向联合免疫治疗中,对于 ICI 肝毒性尚无法确诊或排除,或存在包括 DILI 在内的肝损伤其他病因而鉴别诊断困难者,建议肝穿刺活检。(4,B)出现其他脏器的 irAE,可能会增加 ICI 肝毒性的诊断权重。(4,C)

㊵ 如果抗肿瘤药物治疗后发生 3 级以上或伴有黄疸的严重肝损伤或急性肝衰竭,应避免再次使用疑似的可疑药物。(4,B)如果暴露后仅出现无症状的轻度肝酶异常,再次用药前,应评估再暴露可能的获益和风险,并在治疗中增加监测频率。(2,B)

解　读 ▶▶▶

抗肿瘤药肝损伤的预防和管理是 DILI 领域面临的巨大挑战。其挑战在于:第一,新型抗肿瘤药物研发的快速进展。目前,包括大分子或小分子靶向药物、免疫检查点抑制剂(ICI),以及抗体偶联药物(ADC)等大量新药上市用于不同肿瘤的治疗,而对新型抗肿瘤药物肝毒性的流行病学、风险因素、临床特征、预后预测、最佳管理策略等的认识尚有限,缺乏设计良好、大规模前瞻性针对肝毒性的专门研究。第二,系统治疗的复杂性。为追求更好的疗效,不同的靶向和免疫、双免等联合治疗策略成为实践中的常态,排列组合成复杂的抗肿瘤系统治疗方案,使得包括肝毒性在内的不良反应风险显著增加。

第三,无法预测潜在的高风险人群。即使我们知道抗肿瘤药的肝毒性风险较高,但在实践中往往无法精准预测哪些肿瘤患者暴露后会出现肝损伤,哪些会出现更严重的肝损伤。第四,诊断和鉴别诊断的挑战。治疗中一旦出现肝损伤,做出抗肿瘤药物 DILI 的诊断并明确哪个抗肿瘤药是真正的病因,是实践中的难点。诸多因素可能影响最终做出诊断时的判断,例如,肝损伤其他常见病因尚未完全排除、患者伴随基础肝病或伴随可引起肝损伤的其他全身性疾病、患者出现了肿瘤的肝脏或胆道的转移、近期接受了手术或局部介入治疗等。即使上述因素都已排除,临床上考虑肝损伤的病因很可能与药物相关,属于 DILI 的范畴,准确做出抗肿瘤药物 DILI 的诊断仍困难重重,因为,在复杂的临床场景中,患者肝损伤的真正病因可能与同时服用的草药或 HDS 产品,或者合并细菌感染时接受抗生素等其他药物相关。

指南中指出,在靶向联合免疫治疗的患者中,仔细甄别导致肝损伤真正的可疑药物是靶向药物还是 ICI,抑或两者皆可能,尽管具有很大的挑战,但在实践中很重要,因为这影响到患者是否需要接受免疫抑制治疗,以及后续的抗肿瘤治疗策略。近年来报道的 ICI 相关肝炎的组织学特点,如伴或不伴纤维蛋白环的肉芽肿性肝炎、与 AIH 相比相对少见的浆细胞浸润、与 AIH 相比相对较低的 CD4 和 CD20 表达等,有助于与 AIH 或其他药物导致的 DILI 进行鉴别诊断。因此,指南中的推荐意见也强调,对于靶向联合免疫治疗中,ICI 肝毒性尚无法确诊或排除,或存在包括 DILI 在内的肝损伤其他病因,鉴别诊断困难者,建议肝穿刺活检。

在 ICI 肝毒性的管理中,目前的数据提示,多数 ICI 肝炎患者对糖皮质激素治疗的应答良好。但关于糖皮质激素的最佳剂量和疗程,仍缺乏高级别循证医学的证据。近期发表的一项回顾性研究提示,每日低剂量激素($<1.5\,\mathrm{mg/kg}$ 甲泼尼龙或相当剂量激素)

的效果与每日高剂量的相当，而安全性风险却明显降低。尽管如此，关于糖皮质激素治疗不同严重程度 ICI 肝炎的最佳剂量和疗程，仍需设计良好的前瞻性随机对照（RCT）研究提供循证医学证据。对于 ICI 胆管炎患者，目前小样本的研究提示，这类患者对糖皮质激素的应答可能不佳，因此，糖皮质激素对 ICI 胆管炎患者的真正疗效，以及开发有效的治疗药物，尚有待进一步研究。不同于 ICI 导致的其他脏器的 irAE，指南中明确提出，不推荐将英夫利昔单抗作为激素治疗失败后的挽救治疗。其理由为英夫利昔单抗已被明确可通过特异质型或间接型损伤机制对部分患者造成肝损伤，而且，英夫利昔单抗是诱导自身免疫样肝炎（ALH）的经典药物。

六、DILI 的新型生物标志物

根据不同的临床适用目的，生物标志物可被分为不同类别，如预测风险因素、诊断、预测预后等。发展 DILI 的新型生物标志物有助于：①在新药研发的非临床研究中早期识别 DILI，在临床试验中监测 DILI 的发生；②明确 DILI 的共性和特定药物个性的潜在肝毒性机制；③临床实践中早期识别、诊断 DILI；④预测风险和预后，达到精准用药和分层管理的风险控制目标；⑤DILI 治疗药物的开发。理想的生物标志物应考虑其敏感性、特异性、阳性预测值、阴性预测值等，以保证总体的准确性。

已报道有多个 DILI 的潜在生物标志物。微小核糖核酸 122（miR - 122）是肝细胞特异性的 miRNA，在 APAP 过量患者的血浆中，可在 ALT 升高前即明显升高，因此，被认为具有早期预测肝损伤发生的生物标志物[134]。谷氨酸脱氢酶(GLDH)是反映线粒体损伤机制的生物标志物,目前正在评估其在疑似肝外来源(如肌肉)ALT 升高时确认或排除肝细胞损伤的潜在价值[20,135]。高迁移率族蛋白 B1(HMGB1)被报道与 DILI 的发生机制相关,充当损伤相关分子模式(DAMP)的分子作用[136]。细胞角蛋白 18(CK‐18)、巨噬细胞集落刺激因子受体 1(MCSFR1)和骨桥蛋白(OPN)被鉴定为 DILI 的生物标志物,可预测不良预后[137]。此外,一些与特定药物或特定中草药肝损伤风险相关的潜在生物标志物也被报道,如可能与何首乌肝损伤风险相关的人类白细胞抗原 HLA‐B * 35：01、免疫因子及代谢标志物等[138-140]。尽管取得了一定进展,而且,组学技术的成熟也为 DILI 生物标志物的研究提供了新思路和新方法[141],然而,由于生物标志物分析方法及其临床验证是监管机构对生物标志物进行鉴定的必要步骤,因此,目前报道的生物标志物尚需严格的临床验证才能被推广使用,而大型的 DILI 队列是生物标志物验证的首要方法。这突出说明了合作建立 DILI 注册研究的重要性[141,142]。

解 读 ▶▶▶

DILI 的生物标志物研究是研究的热点领域。尽管取得了一定进展,多个潜在的 DILI 生物标志物被报道,然而,目前的研究离真正的临床转化尚有一定距离。其原因是多方面的:一方面,目前报道的生物标志物用于早期识别、诊断、预测预后等的敏感性、特异性、阳性预测值、阴性预测值等多不明确,而且,关键的问题是它们多为非 DILI 特异性的,因此,其临床价值有待进一步评估。另一方面,这些生物标志物尚缺乏设计良好、前瞻性、大样本的临床验证。

七、临床试验中 DILI 的信号和评估

在随机对照临床试验中，试验组和安慰剂组（或阳性对照组）之间肝酶升高的不平衡，或试验组中出现伴有明显的肝病相关症状、胆红素升高、黄疸和（或）凝血功能障碍为特征的严重 DILI 案例，是试验药物具有潜在肝毒性的两个主要信号[17]。及早识别、评估新药的潜在肝毒性信号，不仅有利于个体受试者新药的肝脏安全性风险控制，改善预后，而且对新药研发的后续策略制订有重要的影响。

（一）信号的检测

1. 海氏法则　在临床试验中发现符合海氏法则（Hay's law）的案例对新药相关肝毒性风险既有预测价值，也有预后价值。重要的是，若在临床试验中出现 1～2 例此类案例，意味着在同等条件下上市后扩大人群使用该相同药物，发生 ALF 的风险增加。目前，FDA 使用海氏法则来严格评估潜在的严重肝毒性药物[143]。

2. 非海氏法则信号　为了在新药研发中尽早发现 DILI 的风险，不仅要确保正确识别出符合海氏法则的案例，还要在整个临床研发过程中密切关注其他潜在信号。临床试验中，如果受试者既往无肝病史，肝脏生化基线指标正常，用药后 ALT 和（或）AST 超过 3 ULN（肝细胞型损伤）或 ALP＞1.5 ULN，应怀疑 DILI 的可能性。如果受试者既往有肝病史，肝脏生化基线指标已出现≥2 ULN 的异常，用药后指标超过可获得的基线平均水平的一倍，可被视为需要密切观察的阈值。由于慢性肝病基础上发生的 DILI，损伤通常更严重，因此，在这类人群中应使用更保守的阈值，尤其是对于在非临床和前期的临床研究中已发现具有潜在 DILI 风险的新药。在暴露于

特定新药的人群中,肝酶升高的频率是严重 DILI 可能性的一个必要但并非十分确切的信号。用药后转氨酶明显升高的幅度可能是预测严重 DILI 的一个更好的信号,更高的峰值(10～15 ULN)是一个特异性更强的信号。严重肝毒性较为明确的信号是用药后出现肝酶升高伴血清总胆红素(TBiL)升高。

(二)信号的评估

在临床试验数据库中,试验组中出现海氏法则的案例,或试验组相较于对照组(或安慰剂组)ALT 或 AST 超过 3 倍或更高倍数 ULN 的发生率更高,通常提示试验药可能具有潜在肝毒性。试验组中出现一例或多例急性肝衰竭、死亡或需接受肝移植治疗的致死性严重肝损伤案例,是严重肝毒性的信号。下列标准可能有助于评估试验药是否可能会造成潜在的严重 DILI 风险[17,143]:①与对照组相比,试验组 ALT≥3 ULN 的患者比例更高;②与对照组相比,试验组中部分受试者的 ALT 显著升高,达到 5 ULN、10 ULN 或 20 ULN;③在排除其他肝损伤原因后,试验组出现一个或多个 TBiL 升高超过 2 ULN 的肝细胞损伤型患者。对于疑似造成胆汁淤积型肝损伤的新药,应比较各组别 ALP＞1.5 ULN、ALP＞2 ULN 和 ALP＞3 ULN 的发生率,以判断试验药是否具有肝毒性。

(三)信号的随访

在临床试验的安全性监测中,一旦发现 ALT、AST 和(或)ALP 升高,应在 48～72 小时内重复检查确认。如果确认肝损伤存在,需对受试者进行密切观察和随访,并甄别肝损伤的病因。随访的频率应根据新药肝毒性风险、肝损伤的严重程度而制订。无论肝损伤的病因最终是否被界定为与新药相关,对受试者出现的肝脏不良事件的随访应坚持到肝损伤恢复或达到相应的临床结局事件(如慢性化、急性肝衰竭、接受肝移植和死亡等）。

（四）个体受试者 DILI 的诊断和管理

临床试验中对个体受试者 DILI 的发现、识别、诊断和鉴别诊断，可参照本指南在临床实践中的建议原则。需指出的是，在多数情况下，新药在临床研发阶段中的 DILI 风险和相关风险因素未知，缺乏药物既往肝损伤信息和文献报道，而且，临床试验中受试者一旦出现肝损伤，通常不会被再激发，因此，RUCAM 量表在新药临床试验场景中进行因果关系评估的可靠性可能会降低，结合专家意见可能是更好的选择[17,143]。此外，在临床试验的场景中，对于包括 DILI 在内的肝脏相关不良事件的严重程度评估，通常采用 CTCAE 分级，可能无法真正反映 DILI 的临床严重程度[17]。个体受试者发生 DILI 后的停药标准可参照 FDA 的指导原则[143]。

解　读 ▶▶▶

药物的肝脏毒性是新药研发失败的最主要原因之一，早期识别新药潜在的肝脏毒性，科学、客观的评价其获益/风险，不仅可为新药的研发策略提供重要依据，避免最终因药物的肝脏毒性而导致研发失败，而且，对药物上市后的安全性监管也格外重要。然而，DILI 的发生和进展涉及药物、宿主、遗传和环境因素等各个方面，而且，其临床表型复杂，几乎涵盖了目前已知的所有急性、亚急性和慢性肝损伤类型。排他性的诊断策略和缺乏特异性诊断生物标志物的现状，更导致了无论是在新药的临床试验过程中，还是在上市后的安全性监管中，DILI 的识别、诊断和评估都面临极大的挑战。指南专门阐述了临床试验中 DILI 的信号检测、评估和随访，以及个体受试者 DILI 的诊断和管理，以指导在新药上市前临床研发的临床试验阶段如何及早识别、评估新药的潜在肝毒性信号。

由于临床试验中数据的质量通常高于上市后研究,可提供关于发生率(至少在试验观察期间)和严重程度方面更精准的数据,因此,通过临床试验中对受试者的密切观察随访、分析相关数据,有助于早期识别 DILI 信号。对于具有潜在肝毒性的药物,尤其是高风险的新药,在临床试验的实施过程中,建议成立独立的数据安全监察委员会,定期对药物的肝脏安全性进行评估。根据药物的肝脏安全性信号,做出继续试验、暂停入组、方案修订、终止试验等决策。

八、DILI 的治疗

DILI 的治疗目标应包括:①促进肝损伤尽早恢复;②防止肝损伤的重症化或慢性化,避免 ALF 或慢性 DILI 甚至肝硬化等终点事件的发生,最终降低由此导致的全因或肝脏相关死亡风险;③减少 DILI 事件对原发疾病治疗的影响。下述基本治疗原则有助于临床医生采取合理的治疗和管理措施[144]。

(一)及时停用可疑药物

及时停用可疑肝损伤药物,尽量避免再次使用可疑或同类药物,是针对肝损伤病因的最主要措施,也是 DILI 的最基本治疗原则。绝大多数急性 DILI 患者在及时停药后肝损伤可自行改善甚至痊愈,少数患者可能出现重症化或慢性化进展,需结合其他治疗方案。

美国 FDA 制定了药物临床试验中的停药原则[143],出现下列情况之一应考虑停用可疑药物:①血清 ALT 或 AST>8 ULN;②ALT 或 AST>5 ULN,持续 2 周;③ALT 或 AST>3 ULN,且 TBiL>

2 ULN 或 INR>1.5;④ALT 或 AST>3 ULN,伴逐渐加重的疲劳、恶心、呕吐、右上腹疼痛或压痛、发热、皮疹和(或)嗜酸性粒细胞增多(>5%)。上述停药阈值的适用对象为临床试验受试者,在临床实践中仅供参考。需注意的是,即使停用了可疑药物,部分患者的肝损伤也可能并不会马上恢复,临床医生应继续密切随访并收集相关信息,做出是否采取其他治疗措施的决策。一旦停药,原则上患者不应再次暴露于该药物。

(二) 合理的药物治疗选择

除给予必要的对症支持治疗外,应结合目前的循证医学证据,合理选择治疗药物。DILI 治疗中涉及的常用药物如下。

1. N-乙酰半胱氨酸(NAC) NAC 是被美国 FDA 批准用来治疗 APAP 引起的固有型 DILI 的唯一解毒药物。在一项非 APAP 所致成人 ALF(包括 DILI 作为病因)的随机、安慰剂对照临床试验中,静脉注射 NAC 可显著提高Ⅰ~Ⅱ级早期昏迷患者的无移植生存率[145]。然而,在儿童非 APAP 所致 ALF 人群中,并未观察到 NAC 的显著获益[146]。目前,NAC 静脉注射被普遍接受用于药物导致 ALF 的成人患者治疗,且应尽早使用。用法:50~150 mg/(kg·d)。

2. 糖皮质激素 糖皮质激素在 DILI 治疗中的常规应用,尚缺乏高级别循证医学支持。同样,也无明确的证据表明其可提高 DI-ALF 生存率、改善胆汁淤积型 DILI 尤其是胆管减少或消失综合征的预后。有些研究提示其可改善肝损伤[147-150],但另一些研究指出,糖皮质激素不仅无显著获益,反而可增加不良事件[151,152]。因此,糖皮质激素不应成为 DILI 的常规治疗方案。确需应用时应严格掌握适应证,充分权衡可能的获益和风险。伴随超敏或自身免疫征象的免疫介导的 DILI 是其应用指征,如 DRESS、DI-ALH、ICI 肝毒性。

3. 肝损伤治疗药物 不同于国外,国内临床上广泛应用的治疗各种病因造成肝酶升高的药物种类繁多。无论作用机制如何,整体上可归为两大类:一类以降低 ALT/AST 为主,另一类以降低 ALP/GGT 为主。

异甘草酸镁是目前唯一具有急性 DILI 适应证的药物。双环醇是首个开展治疗急性 DILI 适应证注册研究的口服药物。在随机对照试验(RCT)研究中,异甘草酸镁和双环醇被证明可有效降低急性 DILI 患者的 ALT 和 AST 水平,促进 ALT 和 AST 复常,以及肝损伤恢复[153]。因此,对于 ALT 显著升高的急性肝细胞损伤型或混合型 DILI 患者,推荐采用异甘草酸镁或双环醇治疗。

其他肝损伤治疗药物对 DILI 的有效性证据,多来自小样本 RCT 或基于真实世界的回顾性研究[154-158],其确切疗效有待高级别循证医学证据证实[159]。鉴于这些药物多具有良好的安全性,对于不伴黄疸的轻-中度肝细胞损伤型和混合型 DILI 患者,可合理使用甘草酸二铵、复方甘草酸苷等其他甘草酸类、水飞蓟素类、谷胱甘肽、多烯磷脂酰胆碱等口服或静脉注射药物,以及国内广泛应用的中成药,如护肝片、五灵胶囊(丸)等,以降低 ALT 水平。对于胆汁淤积型 DILI 患者,尤其是严重或恢复缓慢的胆汁淤积型或混合型 DILI 患者,可使用熊去氧胆酸(UDCA)或 S-腺苷蛋氨酸(SAMe),以降低 ALP 水平。

目前无证据显示两种或两种以上上述药物的联合应用有更好疗效,因此,不推荐两种或两种以上都以降低 ALT 为主的肝损伤治疗药物联合应用。尽管缺乏证据,但对于混合型 DILI,选择一种以降低 ALT 为主的药物,同时选择另一种改善胆汁淤积表现的药物,是可接受的。

在抗肿瘤药和抗结核药等高风险药物治疗中,预防性应用肝损伤治疗药物减少 DILI 发生的证据尚不充分,因此,不建议常规对每个患者预防性用药。但对于有药物和宿主等高风险因素的人群,如果首次暴露后曾导致了肝损伤、伴有基础肝病或使用有明确证据会导致 DILI 的药物等,应在综合评估 DILI 发生风险的基础上,有选择地考虑预防性用药,应尽可能选择曾开展过较大样本预防性研究和具有较好药物经济学证据的药物[160-168]。

(三) DI‑ALF/ACLF 的肝移植治疗

DI‑ALF/ACLF 的整体预后较差,无移植生存率仅为 27.1%,而移植可显著提高生存率(66.2%)[169,170]。因此,肝移植是 DI‑ALF/ACLF 目前最有效的治疗手段。门冬氨酸鸟氨酸可能有助于重症或肝衰竭患者的高血氨治疗[171-175]。有研究提示,人工肝(血浆置换、双重血浆分子吸附系统等)可提高无移植生存率[176],可作为一种选择。

> **推荐意见**
>
> ㊶ 一旦发生 DILI,应及时停用可疑药物。美国 FDA 药物临床试验中的停药标准在实践中可供参考。(**4,A**)
>
> ㊷ 对药物导致的 ALF 和 SALF 成人患者,建议尽早给予静脉注射 N‑乙酰半胱氨酸(NAC)治疗。儿童患者,暂不推荐。(**2,B**)
>
> ㊸ 无高质量证据推荐或反对糖皮质激素用于 DILI 的常规治疗。(**4,C**)糖皮质激素在 DILI 领域中的应用应谨慎,可用于由免疫介导的伴有超敏和自身免疫特征的 DILI,以及 ICI 肝毒性的治疗。(**3,B**)
>
> ㊹ 异甘草酸镁和双环醇可用于治疗 ALT 明显升高的急性肝细胞损伤型或混合型 DILI。(**1,A**)

㊺ 对于以 ALT/AST 升高为主的轻中症肝细胞损伤型 DILI,应合理选择甘草酸二铵、复方甘草酸苷等其他甘草酸类、水飞蓟素类、多烯磷脂酰胆碱、谷胱甘肽、护肝片等药物。(4,C) 对于以 ALP 升高为主的胆汁淤积型 DILI,可选择熊去氧胆酸或 S-腺苷蛋氨酸。(4,C) 不推荐两种或以上都以降低 ALT 为主的药物联合应用。(4,B)

㊻ 在抗肿瘤药和抗结核药等高风险药物治疗中,不建议常规对每个患者预防性使用肝损伤治疗药物。(2,B) 但对于有药物和宿主等高风险因素的人群,如首次暴露后曾导致了肝损伤、伴有基础肝病或存在其他高风险因素等,可考虑预防性使用。(4,C)

㊼ 对药物性 ALF/SALF 和 ACLF 等重症患者,应考虑肝移植治疗。(2,B) 人工肝(高容量血浆置换、双重血浆分子吸附系统等)可作为一种选择。(4,C) 门冬氨酸鸟氨酸可能有助于降低重症或肝衰竭患者的血氨水平。(4,C)

解 读 ▶▶▶

1. **治疗目标** 对 DILI 自然史的充分了解,有助于临床医生更好地理解治疗目标。尽管多数急性 DILI 患者在停用可疑药物后的肝损伤可完全恢复,但是,促进肝损伤更早恢复是临床的需求,尤其是对于保障并尽早重启针对肿瘤、结核病、精神神经疾病、风湿病等原发疾病的治疗,具有重要的临床意义。部分 DILI 患者具有重症化和慢性化的风险,阻止肝损伤的重症化或慢性化进程,改善临床结局,是对此类人群的首要治疗目标。因此,指南提出了 DILI 的治疗目标:①促进肝损伤尽早恢复;②防止肝损伤的重症化或慢性化,避免 ALF 或慢性 DILI 甚至肝硬化等终点事件的发生,最终降低由此导致的全因或肝脏相关死亡风险;③减少 DILI 事件对原发疾病治疗的影响。由于目前的各国际指南均未对 DILI 的治疗目标进行阐述,本指南是首部明确提出 DILI 治疗目标的指南。

2. 及时停用可疑药物 尽早识别疑似患者,明确并及时停用可疑药物,可改善患者的预后。因此,及时停用可疑药物,是针对肝损伤病因的最主要措施,也是 DILI 的最基本治疗原则。一旦发生 DILI,是否都必须停药? 何时必须停药? 在某些疾病领域,如肿瘤、结核病、心血管疾病、精神神经疾病等,如何权衡药物在原发疾病治疗中获益和肝损伤风险? 这一系列问题,是实践中的难点,需要结合患者的实际情况做出决策。指南中引用了美国 FDA 制定的药物临床试验中的停药原则,但该原则仅适用于以 ALT 或 AST 显著升高为表现的肝细胞损伤型或混合型 DILI,未对胆汁淤积型或特殊表型 DILI 何时停药给出指导性意见。鉴于临床实践比药物临床试验的环境更为复杂,该原则是否完全适应于临床实践,临床实践中是否需要采取更保守的停药原则,是值得探讨的问题,有待更多研究证据。通常情况下,如果 DILI 很严重,肝损伤发生时 TBiL 明显升高,出现临床黄疸,或反映肝脏功能受损的指标,如 INR>1.5 或白蛋白显著降低,无论药物对原发疾病的治疗获益有多大,都必须及时停用可疑药物。

3. DILI 的药物治疗 DILI 的药物治疗是未被满足的临床需求。纵观各国际指南,除 NAC 被各指南推荐用于药物导致的成人 ALF 的治疗,各指南提及的其他药物治疗方案均未达成普遍的国际共识,其原因是证据的缺乏或薄弱。例如,糖皮质激素在 DILI 治疗中的价值,尽管有一些研究报道,但研究结论不一,缺乏高级别循证医学支持。鉴于其潜在的不良反应风险,指南明确不推荐在 DILI 领域作为常规的治疗手段。与 2021 版美国胃肠病学会(ACG)、国际医学科学组织委员会(CIOMS)指南的意见一致,本指南提出糖皮质激素可用于伴随超敏或自身免疫征象的免疫介导的 DILI，如 DRESS、DI - AIH、ICI 肝毒性。应该注意到，指南之所以提出此观点，并不是因为糖皮质激素在这些特殊 DILI 人群中有非常充足的循证医学证据，而是超敏或自身免疫性损伤的疾病本身就是糖皮质激素的治疗指征。

不同于其他国家，国内有大量被应用于临床的治疗各种病因肝损伤的药物。异甘草酸镁是目前唯一具有急性 DILI 适应证的药物。在一项随机、双盲、多剂量、阳性药物平行对照的多中心临床试验中，即使在治疗的早期，不同剂量的异甘草酸镁组均可显著降低 ALT 水平。治疗 4 周时，低剂量组和高剂量组异甘草酸镁的 ALT 复常率分别达到 84.75％ 和 85.71％，显著高于对照组的 61.2%（P 分别为 0.0029 和 0.0037）。单因素 logistic 回归分析的结果表明，低剂量组 ALT 复常率比阳性药对照组高约 3.6 倍（OR 3.55，95％ CI 1.47～8.57，P 0.0049）。在高剂量组中也观察到相似的结果（OR 3.83，95％ CI 1.54～9.55，P 0.0039）。双环醇是首个开展治疗急性 DILI 适应证注册研究的口服药物。在一项多中心、随机、双盲、双模拟、阳性药物对照的优效性设计的Ⅱ期临床试验中，低剂量和高剂量双环醇组降低 ALT 的幅度分别达到 -249.2±151.1 U/L 和 -273.6±203.1 U/L，均显著优于对照组的 -180.8±218.2 U/L（P 均＜0.001）。在第 1、第 2、第 4、第 6 和第 8 周时双环醇组中的 ALT 复常率均显著高于对照组（第 1 周时 P 0.002，第 2、第 4、第 6 和第 8 周时 P 均＜0.001）。低剂量和高剂量组双环醇的 ALT 复常中位数时间分别为 29 天和 16 天，均显著短于对照组的 43 天。因此，异甘草酸镁和双环醇被证明可有效降低急性 DILI 患者的 ALT 和 AST 水平，促进 ALT 和 AST 复常，以及肝损伤恢复。因此，作为 DILI 领域为数不多的 1 级循证医学证据，指南推荐，对于 ALT 显著升高的急性肝细胞损伤型或混合型 DILI 患者，可选择异甘草酸镁或双环醇治疗。其他常用于降低 ALT 水平的肝损伤治疗药物，如甘草酸二铵、复方甘草酸苷等其他甘草酸类、水飞蓟素类、谷胱甘肽、多烯磷脂酰胆碱等口服或静脉注射药物，以及国内广泛应用的中成药，如护肝片、五灵胶囊（丸）等，和常用于治疗胆汁淤积的熊去氧胆酸（UDCA）或 S-腺苷蛋氨酸（SAMe），尽管有相应的文献报道，但多来自小样本 RCT 或基于真实世界的回顾性研究，仍有待高级别循证医学证据证实。因此，全面了解不同肝损伤治疗药物在 DILI 领域的循证医学证据，有助于临床医生在实践中做出正确选择。

在国内的临床实践中，多种以降低 ALT 为主的肝损伤治疗药物联合应用，是一个普遍的现象。对临床医生和患者而言，尽管期望多种药物联合治疗促使肝损伤尽快恢复可以理解，但这仅是一种美好的愿望。因为，目前无任何证据显示两种或两种以上上述药物的联合应用有更好的疗效和成本效益，而且，对于严重肝损伤的患者，可能还会增加药物在肝脏代谢的负担。因此，指南明确不推荐两种或两种以上都以降低 ALT 为主的肝损伤治疗药物联合应用。在抗肿瘤药和抗结核药等高风险药物的治疗中，预防性应用肝损伤治疗药物，期望在针对原发疾病的治疗中减少 DILI 的发生，是国内另一个普遍现象。有部分研究探讨了此问题，但预防性用药减少 DILI 发生的整体证据尚不充分。另一方面，尽管抗肿瘤药和抗结核药等导致肝损伤的风险较高，但并不是所有患者暴露后都会出现肝损伤，在无法精准预测哪些人群会出现肝损伤的当下，常规对每个患者预防性用药不具有成本效益，因此指南并不推荐常规的预防性用药。指南中同时指出，对于有药物和宿主等高风险因素的人群，如果首次暴露后曾导致肝损伤、伴有基础肝病或使用有明确证据会导致 DILI 的药物等，应在综合评估 DILI 发生风险的基础上，有选择地考虑预防性用药。

4. DI-ALF/ACLF 的治疗 对于 DI-ALF/ACLF 患者，肝移

植是目前最有效的治疗手段。尽管有研究提示人工肝(血浆置换、双重血浆分子吸附系统等)可提高无移植生存率,门冬氨酸鸟氨酸可能有助于重症或肝衰竭患者的高血氨治疗,但这些治疗手段仍需更多高级别循证医学证据。

九、DILI 的预防、管理和展望

(一) DILI 防治的挑战

我国 DILI 防治形势较为严峻,原因是:①我国正步入老龄化社会,合并多种慢性疾病、服用多种慢性疾病治疗药物的人群巨大;②不规范用药、不合理用药较为普遍;③非肝病专业的医务人员对 DILI 的诊断和管理尚不熟悉;④制药企业对药物上市后安全性的风险管理措施尚不完善;⑤公众普遍缺乏对药物安全性尤其是 DILI 的认知。因此,DILI 的有效防治是一项系统性工程,需要药品监管机构对监测到的潜在肝毒性药物进行科学合理处置(如暂停生产销售或直接撤市、修订药品说明书、限制使用等)、制药企业建立完善的风险管理措施(如建立药物安全性警戒部门、制订适宜的监测和风险管理策略、主动开展研究、说明书修订、风险信息沟通等)、医务人员在实践中采取 DILI 风险管理措施(如治疗中定期监测,及时识别疑似 DILI,明确诊断,做出停药、减少剂量等治疗决策),以及针对公众开展提高药物安全性风险意识和合理用药的科学宣教。

(二) 合理用药

医务人员在处方药物时应评估或识别 DILI 的潜在风险因素或

DILI 高风险患者，充分权衡获益/风险，尽可能避免处方肝毒性药物。LiverTox 和 HepaTox 网络平台包含了大量肝毒性药物的信息，可供医务人员处方或公众服药时了解相关信息。临床药师应加入治疗决策团队，以确保治疗方案符合药物配伍原则并避免配伍禁忌，避免药物相互作用（DDI）导致 DILI 风险增加，如口服靶向药物与 CYP3A4 抑制剂（红霉素、伊曲康唑等）联合用药时可能导致靶向药血药浓度增加而增加 DILI 风险。药物相互作用分析数据库（DDInter）涵盖约 24 万个经临床药师审阅及校正的 DDI 药物，提供作用机制、严重程度、潜在风险及药物替换方案等实用信息[177]。对于安全窗口较窄或特定的高风险药物，必要时可开展血药浓度监测，如在万古霉素抗感染[178]、拉莫三嗪抗癫痫[179]治疗中，规范化的血药浓度监测可减少不合理用药造成的毒性。此外，错误的服药习惯，可能会增加 DILI 风险。例如，茶类及咖啡饮料中含有的儿茶酚、咖啡因等可导致阿昔洛韦、喹诺酮类抗菌药等经 CYP2E1 代谢的药物浓度升高；西柚汁可导致免疫抑制剂、他汀类药物等经 CYP3A4 代谢的药物浓度升高。因此，临床医生和药师应加强针对公众的健康教育和合理用药教育，指导患者按药品说明书合理用药。

（三）展望

DILI 领域的研究尽管取得了一定的进展，但仍有大量未被满足的临床需求。今后的研究应重点关注：肝损伤发病机制的共性问题和特定药物导致肝损伤的个性问题，以及其背后的关联；不同特定药物导致肝损伤的流行病学、自然史、临床特点和风险因素；用于诊断、预测预后的生物标志物的转化研究；新型因果关系评估方法的建立和转化；药物治疗的新药开发等。为此，开展药物流行病学研究、前瞻性大型登记和队列研究，建立大型 DILI 资源库是相关成果可以转化的基础。

推荐意见

㊽ 临床医生在处方时应评估或识别 DILI 的潜在风险因素或 DILI 高风险患者,权衡获益/风险,尽可能避免处方肝毒性药物,治疗中应定期监测,及时识别疑似 DILI。(**4,B**)

㊾ 临床药师应加入治疗决策团队,通过审核药物配伍、提醒潜在的药物相互作用,以及必要时的血药浓度监测等,降低 DILI 风险。加强针对公众的健康教育和合理用药教育,指导患者按药品说明书用药,纠正错误的服药习惯。(**4,B**)

㊿ 医药专业人员和公众可利用 LiverTox 和 HepaTox 网络平台,了解肝毒性药物的信息并增加对 DILI 的认知。(**4,B**)

参 考 文 献

[1] Li X, Tang J, Mao Y. Incidence and risk factors of drug-induced liver injury
[J]. Liver Int, 2022,42(9):1999 - 2014. DOI: 10. 1111/liv. 15262.

[2] Sgro C, Clinard F, Ouazir K, et al. Incidence of drug-induced hepatic injuries:
a French population-based study [J]. Hepatology, 2002,36(2):451 - 455. DOI:
10. 1053/jhep. 2002. 34857.

[3] Björnsson ES, Bergmann OM, Björnsson HK, et al. Incidence, presentation,
and outcomes in patients with drug-induced liver injury in the general population
of Iceland [J]. Gastroenterology, 2013, 144 (7). DOI: 10. 1053/j.
gastro. 2013. 02. 006.

[4] De Valle MB, Av Klinteberg V, Alem N, et al. Drug-induced liver injury in a
Swedish University Hospital out-patient hepatology clinic [J]. Aliment
Pharmacol Ther, 2006, 24 (8): 1187 - 1195. DOI: 10. 1111/j. 1365-
2036. 2006. 03117. x.

[5] Andrade RJ, Lucena MI, Fernández MC, et al. Drug-induced liver injury: an
analysis of 461 incidences submitted to the Spanish registry over a 10-year
period [J]. Gastroenterology, 2005,129(2):512 - 521. DOI: 10. 1016/j. gastro.
2005. 05. 006.

[6] Vega M, Verma M, Beswick D, et al. The incidence of drug and herbal and
dietary supplement-induced liver injury: preliminary findings from gastroenterologist-
based surveillance in the population of The State of Delaware [J]. Drug Saf,
2017,40(9):783 - 787. DOI: 10. 1007/s40264-017-0547-9.

[7] Suk KT, Kim DJ, Kim CH, et al. A prospective nationwide study of drug-
induced liver injury in Korea [J]. Am J Gastroenterol, 2012,107(9):1380 -
1387. DOI: 10. 1038/ajg. 2012. 138.

[8] Shen T, Liu Y, Shang J, et al. Incidence and etiology of drug-induced liver
injury in mainland China [J]. Gastroenterology, 2019,156(8). DOI: 10. 1053/
j. gastro. 2019. 02. 002.

［9］ Vuppalanchi R，Liangpunsakul S，Chalasani N. Etiology of new-onset jaundice：how often is it caused by idiosyncratic drug-induced liver injury in The United States ［J］. Am J Gastroenterol，2007，102（3）. DOI：10.1111/j.1572-0241.2006.01019.x.

［10］ Li L，Jiang W，Wang J. Clinical analysis of 275 cases of acute drug-induced liver disease ［J］. Front Med China，2007，1（1）：58－61. DOI：10.1007/s11684-007-0012-8.

［11］ Tujios SR，Lee WM. Acute liver failure induced by idiosyncratic reaction to drugs：challenges in diagnosis and therapy ［J］. Liver Int，2018，38（1）. DOI：10.1111/liv.13535.

［12］ 茅益民. HepaTox：促进中国药物性肝损伤临床和转化研究的专业网络平台 ［J］.肝脏，2014（8）：575－576.

［13］ Bethesda，Maryland：National Institute of Diabetes and Digestive and Kidney Diseases. Categorization of the likelihood of drug induced liver injury ［J］. Clinical and Research Information on Drug-Induced Liver Injury ［Internet］. 2012.

［14］ Chalasani N，Bonkovsky HL，Fontana R，et al. Features and outcomes of 899 patients with drug-induced liver injury：the DILIN prospective study ［J］. Gastroenterology，2015，148（7）. DOI：10.1053/j.gastro.2015.03.006.

［15］ Devarbhavi H，Dierkhising R，Kremers WK，et al. Single-center experience with drug-induced liver injury from India：causes，outcome，prognosis，and predictors of mortality ［J］. Am J Gastroenterol，2010，105（11）：2396－2404. DOI：10.1038/ajg.2010.287.

［16］ Hoofnagle JH，Björnsson ES. Drug-induced liver injury-types and phenotypes ［J］. N Engl J Med，2019，381（3）：264－273. DOI：10.1056/NEJMra1816149.

［17］ A Consensus by a CIOMS Working Group. Drug-induced liver injury（DILI）：current status and future directions for drug development and the post-market setting ［J］. Geneva，Switzerland：Council for International Organizations of Medical Sciences（CIOMS）2020.

［18］ Takikawa H，Murata Y，Horiike N，et al. Drug-induced liver injury in Japan：an analysis of 1676 cases between 1997 and 2006 ［J］. Hepatol Res，2009，39（5）：427－431. DOI：10.1111/j.1872-034X.2008.00486.x.

［19］ Aithal GP，Watkins PB，Andrade RJ，et al. Case definition and phenotype standardization in drug-induced liver injury ［J］. Clin Pharmacol Ther，2011，89（6）：806－815. DOI：10.1038/clpt.2011.58.

［20］ European Association for the Study of the Liver. EASL clinical practice guidelines：drug-induced liver injury ［J］. J Hepatol，2019，70（6）：1222－1261. DOI：10.1016/j.jhep.2019.02.014.

[21] Lammert C, Einarsson S, Saha C, et al. Relationship between daily dose of oral medications and idiosyncratic drug-induced liver injury: search for signals [J]. Hepatology, 2008,47(6):2003 - 2009. DOI: 10. 1002/hep. 22272.

[22] Carrascosa MF, Salcines-Caviedes JR, Lucena MI, et al. Acute liver failure following atorvastatin dose escalation: is there a threshold dose for idiosyncratic hepatotoxicity? [J]. J Hepatol, 2015, 62 (3): 751 - 752. DOI: 10. 1016/j. jhep. 2014. 11. 019.

[23] Hughes JD, Blagg J, Price DA, et al. Physiochemical drug properties associated with in vivo toxicological outcomes [J]. Bioorg Med Chem Lett, 2008,18(17):4872 - 4875. DOI: 10. 1016/j. bmcl. 2008. 07. 071.

[24] Chen M, Borlak J, Tong W. High lipophilicity and high daily dose of oral medications are associated with significant risk for drug-induced liver injury [J]. Hepatology, 2013,58(1):388 - 396. DOI: 10. 1002/hep. 26208.

[25] Aleo MD, Luo Y, Swiss R, et al. Human drug-induced liver injury severity is highly associated with dual inhibition of liver mitochondrial function and bile salt export pump [J]. Hepatology, 2014, 60 (3): 1015 - 1022. DOI: 10. 1002/hep. 27206.

[26] Tazuma S. Cyclosporin A and cholestasis: its mechanism(s) and clinical relevancy [J]. Hepatol Res, 2006, 34 (3): 135 - 136. DOI: 10. 1016/j. hepres. 2005. 12. 009.

[27] Morgan RE, Trauner M, van Staden CJ, et al. Interference with bile salt export pump function is a susceptibility factor for human liver injury in drug development [J]. Toxicol Sci, 2010, 118 (2): 485 - 500. DOI: 10. 1093/toxsci/kfq269.

[28] Yu K, Geng X, Chen M, et al. High daily dose and being a substrate of cytochrome P450 enzymes are two important predictors of drug-induced liver injury [J]. Drug Metab Dispos, 2014, 42 (4): 744 - 750. DOI: 10. 1124/dmd. 113. 056267.

[29] Molleston JP, Fontana RJ, Lopez MJ, et al. Characteristics of idiosyncratic drug-induced liver injury in children: results from the DILIN prospective study [J]. J Pediatr Gastroenterol Nutr, 2011, 53 (2): 182 - 189. DOI: 10. 1097/MPG. 0b013e31821d6cfd.

[30] deLemos AS, Foureau DM, Jacobs C, et al. Drug-induced liver injury with autoimmune features [J]. Semin Liver Dis, 2014, 34 (2): 194 - 204. DOI: 10. 1055/s-0034-1375959.

[31] Zimmerman HJ. Effects of alcohol on other hepatotoxins [J]. Alcohol Clin Exp Res, 1986,10(1). DOI: DOI: 10. 1111/j. 1530-0277. 1986. tb05605. x.

[32] Kunelis CT, Peters JL, Edmondson HA. Fatty liver of pregnancy and its

relationship to tetracycline therapy [J]. Am J Med，1965，38：359 - 377. DOI：10. 1016/0002-9343(65)90145-2.

［33］ Bruno S，Maisonneuve P，Castellana P，et al. Incidence and risk factors for non-alcoholic steatohepatitis：prospective study of 5408 women enrolled in Italian tamoxifen chemoprevention trial [J]. BMJ，2005，330(7497)：932. DOI：10. 1136/bmj. 38391. 663287. E0.

［34］ Rosenberg P，Urwitz H，Johannesson A，et al. Psoriasis patients with diabetes type 2 are at high risk of developing liver fibrosis during methotrexate treatment [J]. J Hepatol，2007，46(6)：1111 - 1118. DOI：10. 1016/j. jhep. 2007. 01. 024.

［35］ Stephens C，Lucena MI，Andrade RJ. Genetic risk factors in the development of idiosyncratic drug-induced liver injury [J]. Expert Opin Drug Metab Toxicol，2021，17(2)：153 - 169. DOI：10. 1080/17425255. 2021. 1854726.

［36］ Zanger UM，Schwab M. Cytochrome P450 enzymes in drug metabolism：regulation of gene expression，enzyme activities，and impact of genetic variation [J]. Pharmacol Ther，2013，138 (1)：103 - 141. DOI：10. 1016/j. pharmthera. 2012. 12. 007.

［37］ Cirulli ET，Nicoletti P，Abramson K，et al. A missense variant in PTPN22 is a risk factor for drug-induced liver injury [J]. Gastroenterology，2019，156(6). DOI：10. 1053/j. gastro. 2019. 01. 034.

［38］ Kardaun SH，Sidoroff A，Valeyrie-Allanore L，et al. Variability in the clinical pattern of cutaneous side-effects of drugs with systemic symptoms：does a DRESS syndrome really exist [J]. Br J Dermatol，2007，156(3)：609 - 611. DOI：10. 1111/j. 1365-2133. 2006. 07704. x.

［39］ Kleiner DE. The pathology of drug-induced liver injury [J]. Semin Liver Dis，2009，29(4)：364 - 372. DOI：10. 1055/s-0029-1240005.

［40］ Kleiner DE，Chalasani NP，Lee WM，et al. Hepatic histological findings in suspected drug-induced liver injury：systematic evaluation and clinical associations [J]. Hepatology，2014，59 (2)：661 - 670. DOI：10. 1002/hep. 26709.

［41］ Tian QJ，Zhao XY，Wang Y，et al. Histologic pattern is better correlated with clinical outcomes than biochemical classification in patients with drug-induced liver injury [J]. Mod Pathol，2019，32(12)：1795 - 1805. DOI：10. 1038/s41379-019-0314-9.

［42］ Ahmad J，Barnhart HX，Bonacini M，et al. Value of liver biopsy in the diagnosis of drug-induced liver injury [J]. J Hepatol，2022，76(5)：1070 - 1078. DOI：10. 1016/j. jhep. 2021. 12. 043.

［43］ Chalasani NP，Maddur H，Russo MW，et al. ACG clinical guideline：diagnosis and management of idiosyncratic drug-induced liver injury [J]. Am J Gastroenterol，2021，116(5)：878-898. DOI：10. 14309/ajg. 0000000000001259.

[44] García-Cortés M，Lucena MI，Pachkoria K，et al. Evaluation of naranjo adverse drug reactions probability scale in causality assessment of drug-induced liver injury [J]. Aliment Pharmacol Ther，2008，27(9)：780 - 789. DOI：10. 1111/j. 1365-2036. 2008. 03655. x.

[45] Lucena MI，Camargo R，Andrade RJ，et al. Comparison of two clinical scales for causality assessment in hepatotoxicity [J]. Hepatology，2001，33(1)：123 - 130. DOI：10. 1053/jhep. 2001. 20645.

[46] Danan G，Benichou C. Causality assessment of adverse reactions to drugs-I. A novel method based on the conclusions of international consensus meetings： application to drug-induced liver injuries [J]. J Clin Epidemiol，1993，46(11)：1323 - 1330. DOI：10. 1016/0895-4356(93)90101-6.

[47] Danan G，Teschke R. RUCAM in drug and herb induced liver injury：the update [J]. Int J Mol Sci，2015，17(1). DOI：10. 3390/ijms17010014.

[48] Devarbhavi H，Aithal G，Treeprasertsuk S，et al. Drug-induced liver injury：Asia Pacific Association of Study of Liver consensus guidelines [J]. Hepatol Int，2021，15(2)：258 - 282. DOI：10. 1007/s12072-021-10144-3.

[49] Hayashi PH，Lucena MI，Fontana RJ，et al. A revised electronic version of RUCAM for the diagnosis of DILI [J]. Hepatology，2022，76(1)：18 - 31. DOI：10. 1002/hep. 32327.

[50] Rockey DC，Seeff LB，Rochon J，et al. Causality assessment in drug-induced liver injury using a structured expert opinion process：comparison to the Roussel-Uclaf causality assessment method [J]. Hepatology，2010，51(6)：2117 - 2126. DOI：10. 1002/hep. 23577.

[51] Björnsson E，Olsson R. Outcome and prognostic markers in severe drug-induced liver disease [J]. Hepatology，2005，42(2)：481 - 489. DOI：10. 1002/hep. 20800.

[52] Koch DG，Tillman H，Durkalski V，et al. Development of a model to predict transplant-free survival of patients with acute liver failure [J]. Clin Gastroenterol Hepatol，2016，14(8)：1199 - 1206. DOI：10. 1016/j. cgh. 2016. 03. 046.

[53] Ghabril M，Gu J，Yoder L，et al. Development and validation of a model consisting of comorbidity burden to calculate risk of death within 6 months for patients with suspected drug-induced liver injury [J]. Gastroenterology，2019，157(5). DOI：10. 1053/j. gastro. 2019. 07. 006.

[54] Medina-Caliz I，Robles-Diaz M，Garcia-Muñoz B，et al. Definition and risk factors for chronicity following acute idiosyncratic drug-induced liver injury [J]. J Hepatol，2016，65(3)：532 - 542. DOI：10. 1016/j. jhep. 2016. 05. 003.

[55] Wang CY, Deng Y, Li P, et al. Prediction of biochemical nonresolution in patients with chronic drug-induced liver injury: a large multicenter study [J]. Hepatology, 2022,75(6):1373 - 1385. DOI: 10. 1002/hep. 32283.

[56] Fontana RJ, Hayashi PH, Gu J, et al. Idiosyncratic drug-induced liver injury is associated with substantial morbidity and mortality within 6 months from onset [J]. Gastroenterology, 2014,147(1). DOI: 10. 1053/j. gastro. 2014. 03. 045.

[57] Bonkovsky HL, Kleiner DE, Gu J, et al. Clinical presentations and outcomes of bile duct loss caused by drugs and herbal and dietary supplements [J]. Hepatology, 2017,65(4):1267 - 1277. DOI: 10. 1002/hep. 28967.

[58] Björnsson E, Talwalkar J, Treeprasertsuk S, et al. Drug-induced autoimmune hepatitis: clinical characteristics and prognosis [J]. Hepatology, 2010,51(6): 2040 - 2048. DOI: 10. 1002/hep. 23588.

[59] Björnsson ES, Bergmann O, Jonasson JG, et al. Drug-induced autoimmune hepatitis: response to corticosteroids and lack of relapse after cessation of steroids [J]. Clin Gastroenterol Hepatol, 2017, 15(10):1635 - 1636. DOI: 10. 1016/j. cgh. 2017. 05. 027.

[60] 中华医学会消化病学分会肝胆疾病协作组. 吡咯生物碱相关肝窦阻塞综合征诊断和治疗专家共识意见(2017 年,南京)[J]. 中华消化杂志,2017,37(8): 513 - 522.

[61] Zhuge Y, Liu Y, Xie W, et al. Expert consensus on the clinical management of pyrrolizidine alkaloid-induced hepatic sinusoidal obstruction syndrome [J]. J Gastroenterol Hepatol, 2019,34(4):634 - 642. DOI: 10. 1111/jgh. 14612.

[62] Wang X, Zhang W, Zhang M, et al. Development of a Drum Tower Severity Scoring (DTSS) System for pyrrolizidine alkaloid-induced hepatic sinusoidal obstruction syndrome [J]. Hepatol Int, 2022,16(3):669 - 679. DOI: 10. 1007/ s12072-021-10293-5.

[63] Bonifazi F, Barbato F, Ravaioli F, et al. Diagnosis and treatment of VOD/SOS after allogeneic hematopoietic stem cell transplantation [J]. Front Immunol, 2020,11:489. DOI: 10. 3389/fimmu. 2020. 00489.

[64] Dignan FL, Wynn RF, Hadzic N, et al. BCSH/BSBMT guideline: diagnosis and management of veno-occlusive disease (sinusoidal obstruction syndrome) following haematopoietic stem cell transplantation [J]. Br J Haematol, 2013, 163(4):444 - 457. DOI: 10. 1111/bjh. 12558.

[65] Mohty M, Malard F, Abecassis M, et al. Sinusoidal obstruction syndrome/ veno-occlusive disease: current situation and perspectives-a position statement from the European Society for Blood and Marrow Transplantation (EBMT) [J]. Bone Marrow Transplant, 2015, 50(6):781 - 789. DOI: 10. 1038/ bmt. 2015. 52.

[66] Sulkowski MS，Thomas DL，Chaisson RE，et al. Hepatotoxicity associated with antiretroviral therapy in adults infected with human immunodeficiency virus and the role of hepatitis C or B virus infection [J]. JAMA，2000，283(1)：74 - 80. DOI：10. 1001/jama. 283. 1. 74.

[67] Núñez M. Clinical syndromes and consequences of antiretroviral-related hepatotoxicity [J]. Hepatology，2010，52(3)：1143 - 1155. DOI：10. 1002/hep. 23716.

[68] Wong WM，Wu PC，Yuen MF，et al. Antituberculosis drug-related liver dysfunction in chronic hepatitis B infection [J]. Hepatology，2000，31(1)：201 - 206. DOI：10. 1002/hep. 510310129.

[69] Bessone F，Dirchwolf M，Rodil MA，et al. Review article：drug-induced liver injury in the context of nonalcoholic fatty liver disease：a physiopathological and clinical integrated view [J]. Aliment Pharmacol Ther，2018，48(9)：892 - 913. DOI：10. 1111/apt. 14952.

[70] Lammert C，Imler T，Teal E，et al. Patients with chronic liver disease suggestive of nonalcoholic fatty liver disease may be at higher risk for drug-induced liver injury [J]. Clin Gastroenterol Hepatol，2019，17(13)：2814 - 2815. DOI：10. 1016/j. cgh. 2018. 12. 013.

[71] Massart J，Begriche K，Moreau C，et al. Role of nonalcoholic fatty liver disease as risk factor for drug-induced hepatotoxicity [J]. J Clin Transl Res，2017，3 (Suppl 1)：212 - 232. DOI：10. 18053/jctres. 03. 2017S1. 006.

[72] Tarantino G，Saldalamacchia G，Conca P，et al. Non-alcoholic fatty liver disease：further expression of the metabolic syndrome [J]. J Gastroenterol Hepatol，2007，22(3)：293 - 303. DOI：10. 1111/j. 1440-1746. 2007. 04824. x.

[73] Chalasani N，Aljadhey H，Kesterson J，et al. Patients with elevated liver enzymes are not at higher risk for statin hepatotoxicity [J]. Gastroenterology，2004，126(5)：1287 - 1292. DOI：10. 1053/j. gastro. 2004. 02. 015.

[74] Cohen DE，Anania FA，Chalasani N. An assessment of statin safety by hepatologists [J]. Am J Cardiol，2006，97(8A)：77C - 81C. DOI：10. 1016/j. amjcard. 2005. 12. 014.

[75] Lewis JH，Mortensen ME，Zweig S，et al. Efficacy and safety of high-dose pravastatin in hypercholesterolemic patients with well-compensated chronic liver disease：Results of a prospective，randomized，double-blind，placebo-controlled，multicenter trial [J]. Hepatology，2007，46(5)：1453 - 1463. DOI：10. 1002/hep. 21848.

[76] Hoofnagle JH. Hepatic decompensation during direct-acting antiviral therapy of chronic hepatitis C [J]. J Hepatol，2016，64(4)：763 - 765. DOI：10. 1016/j. jhep. 2016. 01. 007.

[77] National Institute of Diabetes and Digestive and Kidney Diseases（NIDDKD）：

Bethesda，MD，USA. Obeticholic acid. In：LiverTox：clinical and research information on drug-induced liver injury [J]. 2012.

[78] Ungo JR，Jones D，Ashkin D，et al. Antituberculosis drug-induced hepatotoxicity：the role of hepatitis C virus and the human immunodeficiency virus [J]. Am J Respir Crit Care Med，1998，157（6 Pt 1）：1871 – 1876. DOI：10.1164/ajrccm.157.6.9711039.

[79] Dakhoul L，Ghabril M，Gu J，et al. Heavy consumption of alcohol is not associated with worse outcomes in patients with idiosyncratic drug-induced liver injury compared to non-drinkers [J]. Clin Gastroenterol Hepatol，2018，16(5). DOI：10.1016/j.cgh.2017.12.036.

[80] Sobhonslidsuk A，Poovorawan K，Soonthornworasiri N，et al. The incidence，presentation，outcomes，risk of mortality and economic data of drug-induced liver injury from a national database in Thailand：a population-base study [J]. BMC Gastroenterol，2016，16(1)：135. DOI：10.1186/s12876-016-0550-0.

[81] Lau G，Yu ML，Wong G，et al. APASL clinical practice guideline on hepatitis B reactivation related to the use of immunosuppressive therapy [J]. Hepatol Int，2021，15(5)：1031 – 1048. DOI：10.1007/s12072-021-10239-x.

[82] Perrillo RP，Gish R，Falck-Ytter YT. American Gastroenterological Association Institute technical review on prevention and treatment of hepatitis B virus reactivation during immunosuppressive drug therapy [J]. Gastroenterology，2015，148(1). DOI：10.1053/j.gastro.2014.10.038.

[83] Wang G，Duan Z. Guidelines for prevention and treatment of chronic hepatitis B [J]. J Clin Transl Hepatol，2021，9（5）：769 – 791. DOI：10.14218/JCTH.2021.00209.

[84] Liu Z，Jin Q，Zhang Y，et al. Randomised clinical trial：48 weeks of treatment with tenofovir amibufenamide versus tenofovir disoproxil fumarate for patients with chronic hepatitis B [J]. Aliment Pharmacol Ther，2021，54(9)：1134 – 1149. DOI：10.1111/apt.16611.

[85] Terrault NA，Lok ASF，McMahon BJ，et al. Update on prevention，diagnosis，and treatment of chronic hepatitis B：AASLD 2018 hepatitis B guidance [J]. Hepatology，2018，67(4)：1560 – 1599. DOI：10.1002/hep.29800.

[86] Navarro VJ，Barnhart H，Bonkovsky HL，et al. Liver injury from herbals and dietary supplements in the US Drug-Induced Liver Injury Network [J]. Hepatology，2014，60(4)：1399 – 1408. DOI：10.1002/hep.27317.

[87] Bessone F，García-Cortés M，Medina-Caliz I，et al. Herbal and dietary supplements-induced liver injury in Latin America：experience from the LATINDILI network [J]. Clin Gastroenterol Hepatol，2022，20(3)：e548 – e563. DOI：10.1016/j.cgh.2021.01.011.

［88］ Robles-Diaz M，Gonzalez-Jimenez A，Medina-Caliz I，et al. Distinct phenotype of hepatotoxicity associated with illicit use of anabolic androgenic steroids［J］. Aliment Pharmacol Ther，2015,41(1):116-125. DOI:10.1111/apt.13023.

［89］ Aiso M，Takikawa H，Tsuji K，et al. Analysis of 307 cases with drug-induced liver injury between 2010 and 2018 in Japan［J］. Hepatol Res，2019,49(1):105-110. DOI:10.1111/hepr.13288.

［90］ Wai CT，Tan BH，Chan CL，et al. Drug-induced liver injury at an Asian center:a prospective study［J］. Liver Int，2007,27(4):465-474. DOI:10.1111/j.1478-3231.2007.01461.x.

［91］ 朱春雾,王海南,袁继丽,等. 445例药物性肝损伤的临床分析［J］.临床肝胆病杂志,2018,34(2):354-358.

［92］ Zhou Y，Yang L，Liao Z，et al. Epidemiology of drug-induced liver injury in China:a systematic analysis of the Chinese literature including 21,789 patients［J］. Eur J Gastroenterol Hepatol，2013,25(7):825-829. DOI:10.1097/MEG.0b013e32835f6889.

［93］ Lin L，Li H，Lin H，et al. A new perspective on liver injury by traditional Chinese herbs such as:the geographical area of harvest as an important contributory factor［J］. Front Pharmacol，2017,8:349. DOI:10.3389/fphar.2017.00349.

［94］ 崔鹤蓉,柏兆方,宋海波,等. 从古今炮制方法演变探讨何首乌毒性的潜在影响因素［J］.中国中药杂志,2016,41(02):333-339.

［95］ Teschke R. Traditional Chinese medicine induced liver injury［J］. J Clin Transl Hepatol，2014,2(2):80-94. DOI:10.14218/JCTH.2014.00003.

［96］ Fasinu PS，Bouic PJ，Rosenkranz B. An overview of the evidence and mechanisms of herb-drug interactions［J］. Front Pharmacol，2012,3(69). DOI:10.3389/fphar.2012.00069.

［97］ Geneva:World Health Organization. Key technical issues of herbal medicines with reference to interaction with other medicines［J］. 2021.

［98］ 宋海波,韩玲. 中药肝损伤的流行特点、风险因素及评价［J］.中国药理学与毒理学杂志,2016,30(4):291-305.

［99］ 吴淑馨,孙宏峰,杨晓晖,等. 从柴胡制剂不良事件论如何围绕"有因再评价"开展中药上市后临床研究［J］.中国中药杂志,2014,39(15):2983-2988.

［100］ 田代华. 黄帝内经·素问［M］.北京:人民卫生出版社,2005,189-190.

［101］ Rao A，Rule JA，Hameed B，et al. Secular trends in severe idiosyncratic drug-induced liver injury in North America:an update from the acute liver failure study group registry［J］. Am J Gastroenterol，2022,117(4):617-626. DOI:10.14309/ajg.0000000000001655.

［102］ 国家药品监督管理局. 中药药源性肝损伤临床评价技术指导原则［J］.临床肝

胆病杂志,2018,34(7):1403-1409.

[103] 中华医学会结核病学分会.抗结核药物性肝损伤诊治指南(2019 年版)[J].中华结核和呼吸杂志,2019,42(5):343-356.

[104] Devarbhavi H, Choudhury AK, Sharma MK, et al. Drug-induced acute-on-chronic liver failure in Asian patients [J]. Am J Gastroenterol, 2019,114(6): 929-937. DOI: 10.14309/ajg.0000000000000201.

[105] Nicoletti P, Devarbhavi H, Goel A, et al. Genetic risk factors in drug-induced liver injury due to isoniazid-containing antituberculosis drug regimens [J]. Clin Pharmacol Ther, 2021,109(4):1125-1135. DOI: 10.1002/cpt.2100.

[106] Devarbhavi H, Singh R, Patil M, et al. Outcome and determinants of mortality in 269 patients with combination anti-tuberculosis drug-induced liver injury [J]. J Gastroenterol Hepatol, 2013,28(1):161-167. DOI: 10.1111/j.1440-1746.2012.07279.x.

[107] Abbara A, Chitty S, Roe JK, et al. Drug-induced liver injury from antituberculous treatment: a retrospective study from a large TB centre in the UK [J]. BMC Infect Dis, 2017,17(1):231. DOI: 10.1186/s12879-017-2330-z.

[108] Nahid P, Dorman SE, Alipanah N, et al. Official American Thoracic Society/Centers for Disease Control and Prevention/Infectious Diseases Society of America clinical practice guidelines: treatment of drug-susceptible tuberculosis [J]. Clin Infect Dis, 2016,63(7):e147-e195. DOI: 10.1093/cid/ciw376.

[109] Mok TS, Wu YL, Thongprasert S, et al. Gefitinib or carboplatin-paclitaxel in pulmonary adenocarcinoma [J]. N Engl J Med, 2009,361(10):947-957. DOI: 10.1056/NEJMoa0810699.

[110] Mitsudomi T, Morita S, Yatabe Y, et al. Gefitinib versus cisplatin plus docetaxel in patients with non-small-cell lung cancer harbouring mutations of the epidermal growth factor receptor (WJTOG3405): an open label, randomised phase 3 trial [J]. Lancet Oncol, 2010,11(2):121-128. DOI: 10.1016/S1470-2045(09)70364-X.

[111] Maemondo M, Inoue A, Kobayashi K, et al. Gefitinib or chemotherapy for non-small-cell lung cancer with mutated EGFR [J]. N Engl J Med, 2010,362 (25):2380-2388. DOI: 10.1056/NEJMoa0909530.

[112] Rosell R, Carcereny E, Gervais R, et al. Erlotinib versus standard chemotherapy as first-line treatment for European patients with advanced EGFR mutation-positive non-small-cell lung cancer (EURTAC): a multicentre, open-label, randomised phase 3 trial [J]. Lancet Oncol, 2012,13 (3):239-246. DOI: 10.1016/S1470-2045(11)70393-X.

[113] Wu YL, Zhou C, Hu CP, et al. Afatinib versus cisplatin plus gemcitabine for

first-line treatment of Asian patients with advanced non-small-cell lung cancer harbouring EGFR mutations (LUX-Lung 6): an open-label, randomised phase 3 trial [J]. Lancet Oncol, 2014,15(2):213 - 222. DOI: 10. 1016/S1470-2045 (13)70604-1.

[114] Shi YK, Wang L, Han BH, et al. First-line icotinib versus cisplatin/ pemetrexed plus pemetrexed maintenance therapy for patients with advanced EGFR mutation-positive lung adenocarcinoma (CONVINCE): a phase 3, open-label, randomized study [J]. Ann Oncol, 2017,28(10):2443 - 2450. DOI: 10. 1093/annonc/mdx359.

[115] Shah RR, Morganroth J, Shah DR. Hepatotoxicity of tyrosine kinase inhibitors: clinical and regulatory perspectives [J]. Drug Saf, 2013,36(7):491 - 503. DOI: 10. 1007/s40264-013-0048-4.

[116] Peeraphatdit TB, Wang J, Odenwald MA, et al. Hepatotoxicity from immune checkpoint inhibitors: a systematic review and management recommendation [J]. Hepatology, 2020,72(1):315 - 329. DOI: 10. 1002/hep. 31227.

[117] 雷晓红,唐颖悦,李静. 肿瘤免疫检查点抑制剂相关的肝毒性[J]. 中华肝脏病杂志,2020,28(02):175 - 178.

[118] Suzman DL, Pelosof L, Rosenberg A, et al. Hepatotoxicity of immune checkpoint inhibitors: an evolving picture of risk associated with a vital class of immunotherapy agents [J]. Liver Int, 2018,38(6):976 - 987. DOI: 10. 1111/ liv. 13746.

[119] De Martin E, Michot JM, Papouin B, et al. Characterization of liver injury induced by cancer immunotherapy using immune checkpoint inhibitors [J]. J Hepatol, 2018,68(6):1181 - 1190. DOI: 10. 1016/j. jhep. 2018. 01. 033.

[120] Yildirim S, Deniz K, Doğan E, et al. Ipilimumab-associated cholestatic hepatitis: a case report and literature review [J]. Melanoma Res, 2017, 27 (4):380 - 382. DOI: 10. 1097/CMR. 0000000000000366.

[121] LoPiccolo J, Brener MI, Oshima K, et al. Nodular regenerative hyperplasia associated with immune checkpoint blockade [J]. Hepatology, 2018,68(6): 2431 - 2433. DOI: 10. 1002/hep. 30157.

[122] Huffman BM, Kottschade LA, Kamath PS, et al. Hepatotoxicity after immune checkpoint inhibitor therapy in melanoma: natural progression and management [J]. Am J Clin Oncol, 2018,41(8):760 - 765. DOI: 10. 1097/ COC. 0000000000000374.

[123] Yervoy (Ipilimumab) Prescribing Information [EB/OL]. 2015. Available from: https://www. accessdata. fda. gov/drugsatfda _ docs/label/2015/125377s073lbl. pdf.

[124] Imfinzi (Durvalumab) Prescribing Information [EB/OL]. 2020. Available from:

https://www. accessdata. fda. gov/drugsatfda_docs/label/2020/761069s018lbl. pdf.

[125] Tecentriq (Atezolizumab) Prescribing Information [EB/OL]. 2021. Available from: https://www. accessdata. fda. gov/drugsatfda_docs/label/2021/761034s042lbl. pdf.

[126] Bavencio (Avelumab) Prescribing Information [EB/OL]. 2019. Available from: https://www. accessdata. fda. gov/drugsatfda_docs/label/2019/761049s006lbl. pdf.

[127] Kleiner DE, Berman D. Pathologic changes in ipilimumab-related hepatitis in patients with metastatic melanoma [J]. Dig Dis Sci, 2012,57(8):2233-2240. DOI: 10. 1007/s10620-012-2140-5.

[128] Postow MA, Sidlow R, Hellmann MD. Immune-related adverse events associated with immune checkpoint blockade [J]. N Engl J Med, 2018,378 (2):158-168. DOI: 10. 1056/NEJMra1703481.

[129] Johnson DB, Sullivan RJ, Ott PA, et al. Ipilimumab therapy in patients with advanced melanoma and preexisting autoimmune disorders [J]. JAMA Oncol, 2016,2(2):234-240. DOI: 10. 1001/jamaoncol. 2015. 4368.

[130] Menzies AM, Johnson DB, Ramanujam S, et al. Anti-PD-1 therapy in patients with advanced melanoma and preexisting autoimmune disorders or major toxicity with ipilimumab [J]. Ann Oncol, 2017,28(2):368-376. DOI: 10. 1093/annonc/mdw443.

[131] Abdel-Wahab N, Shah M, Lopez-Olivo MA, et al. Use of immune checkpoint inhibitors in the treatment of patients with cancer and preexisting autoimmune disease: a systematic review [J]. Ann Intern Med, 2018,168(2):121-130. DOI: 10. 7326/M17-2073.

[132] Li M, Wong D, Vogel AS, et al. Effect of corticosteroid dosing on outcomes in high-grade immune checkpoint inhibitor hepatitis [J]. Hepatology, 2022,75 (3):531-540. DOI: 10. 1002/hep. 32215.

[133] National Cancer Institute. Common terminology criteria for adverse events (CTCAE), Version 4. 03 [J]. 2009.

[134] Dear JW, Clarke JI, Francis B, et al. Risk stratification after paracetamol overdose using mechanistic biomarkers: results from two prospective cohort studies [J]. Lancet Gastroenterol Hepatol, 2018,3(2):104-113. DOI: 10. 1016/S2468-1253(17)30266-2.

[135] McGill MR, Staggs VS, Sharpe MR, et al. Serum mitochondrial biomarkers and damage-associated molecular patterns are higher in acetaminophen overdose patients with poor outcome [J]. Hepatology, 2014,60(4):1336-1345. DOI: 10. 1002/hep. 27265.

［136］ Clarke JI, Dear JW, Antoine DJ. Recent advances in biomarkers and therapeutic interventions for hepatic drug safety-false dawn or new horizon? ［J］. Expert Opin Drug Saf, 2016, 15（5）: 625 - 634. DOI: 10. 1517/ 14740338. 2016. 1160057.

［137］ Church RJ, Kullak-Ublick GA, Aubrecht J, et al. Candidate biomarkers for the diagnosis and prognosis of drug-induced liver injury: an international collaborative effort ［J］. Hepatology, 2019, 69（2）: 760 - 773. DOI: 10. 1002/ hep. 29802.

［138］ Li C, Rao T, Chen X, et al. HLA－B＊35:01 allele is a potential biomarker for predicting polygonum multiflorum-induced liver injury in humans ［J］. Hepatology, 2019, 70（1）: 346 - 357. DOI: 10. 1002/hep. 30660.

［139］ Tu C, Niu M, Wei AW, et al. Susceptibility-related cytokine panel for prediction of polygonum multiflorum-induced hepatotoxicity in humans ［J］. J Inflamm Res, 2021, 14: 645 - 655. DOI: 10. 2147/JIR. S299892.

［140］ Zhang L, Niu M, Wei AW, et al. Risk profiling using metabolomic characteristics for susceptible individuals of drug-induced liver injury caused by polygonum multiflorum ［J］. Arch Toxicol, 2020, 94（1）: 245 - 256. DOI: 10. 1007/s00204- 019-02595-3.

［141］ Roth SE, Avigan MI, Bourdet D, et al. Next-generation DILI biomarkers: prioritization of biomarkers for qualification and best practices for biospecimen collection in drug development ［J］. Clin Pharmacol Ther, 2020, 107（2）: 333 - 346. DOI: 10. 1002/cpt. 1571.

［142］ US Department of Health and Human Services FDA, Center for Drug Evaluation and Research. Letter of Support for Drug-Induced Liver Injury (DILI) Biomarker(s) ［EB/OL］. 2016. Available from: https://fda. report/ media/99532/Letter-of-Support-for-Drug-Induced-Liver-Injury-%28DILI%29- Biomarker%28s%29-7-25-16. pdf.

［143］ US FDA. Guidance for Industry. Drug-induced liver injury: premarketing clinical evaluation ［J］. 2009.

［144］ Navarro VJ, Senior JR. Drug-related hepatotoxicity ［J］. N Engl J Med, 2006, 354（7）: 731 - 739. DOI: 10. 1056/NEJMra052270.

［145］ Lee WM, Hynan LS, Rossaro L, et al. Intravenous N-acetylcysteine improves transplant-free survival in early stage non-acetaminophen acute liver failure ［J］. Gastroenterology, 2009, 137: 3. DOI: 10. 1053/j. gastro. 2009. 06. 006.

［146］ Squires RH, Dhawan A, Alonso E, et al. Intravenous N-acetylcysteine in pediatric patients with nonacetaminophen acute liver failure: a placebo- controlled clinical trial ［J］. Hepatology, 2013, 57（4）: 1542 - 1549. DOI: 10. 1002/hep. 26001.

［147］ Hu PF，Wang PQ，Chen H，et al. Beneficial effect of corticosteroids for patients with severe drug-induced liver injury［J］. J Dig Dis，2016，17(9)：618 – 627. DOI：10.1111/1751-2980.12383.

［148］ Sundaram S，Vuppalanchi R，Saxena R，et al. Treatment of idiosyncratic drug-induced liver injury using steroids［J］. ACG Case Rep J，2020，7(2)：e00319. DOI：10.14309/crj.0000000000000319.

［149］ Wree A，Dechêne A，Herzer K，et al. Steroid and ursodesoxycholic acid combination therapy in severe drug-induced liver injury［J］. Digestion，2011，84(1)：54 – 59. DOI：10.1159/000322298.

［150］ Wang JB，Huang A，Wang Y，et al. Corticosteroid plus glycyrrhizin therapy for chronic drug- or herb-induced liver injury achieves biochemical and histological improvements：a randomised open-label trial ［J］. Aliment Pharmacol Ther，2022，55(10)：1297 – 1310. DOI：10.1111/apt.16902.

［151］ Ma JGJ，Lammert C. Characterization of steroid therapy for drug-induced liver injury［J］. Gastroenterology，2020，158(6)：S – 1304. DOI：10.1016/S0016-5085(20)33922-6.

［152］ Wan YM，Wu JF，Li YH，et al. Prednisone is not beneficial for the treatment of severe drug-induced liver injury：an observational study (STROBE compliant)［J］. Medicine (Baltimore)，2019，98(26)：e15886. DOI：10.1097/MD.0000000000015886.

［153］ Wang Y，Wang Z，Gao M，et al. Efficacy and safety of magnesium isoglycyrrhizinate injection in patients with acute drug-induced liver injury：A phase II trial［J］. Liver Int，2019，39(11)：2102 – 2111. DOI：10.1111/liv.14204.

［154］ Lei X，Zhang J，Xu Q，et al. Exploring the efficacy and safety of polyene phosphatidylcholine for treatment of drug-induced liver injury using the Roussel Uclaf causality assessment method：a propensity score matching comparison［J］. J Int Med Res，2021，49(8)：3000605211039810. DOI：10.1177/03000605211039810.

［155］ Yao L，Zhang J，Jin J，et al. An analysis of the efficacy and safety of compound glycyrrhizin injections in the treatment of drug-induced liver injury using a nationwide database［J］. Int J Clin Pharm，2022，44(3)：731 – 740. DOI：10.1007/s11096-022-01402-x.

［156］ Zhang B，Jiang G，Wang L，et al. An analysis of silybin meglumine tablets in the treatment of drug-induced liver injury as assessed for causality with the updated Roussel Uclaf causality assessment method using a nationwide database［J］. Br J Clin Pharmacol，2023，89(4)：1329 – 1337. DOI：10.1111/bcp.15575.

［157］ Li J，Zhang J，Xu X，et al. Hugan tablets for the treatment of RUCAM based drug-induced liver injury：a propensity score matching analysis using a nationwide database［J］. Expert Rev Clin Pharmacol，2021，14（12）：1543 - 1550. DOI：10. 1080/17512433. 2021. 1981859.

［158］ 刘文，陈兆辉，陈靖责. 五灵丸在门诊抗结核药物治疗过程中的保肝疗效观察［J］. 中西医结合肝病杂志，2012，22（02）：122 - 123.

［159］ Niu H，Sanabria-Cabrera J，Alvarez-Alvarez I，et al. Prevention and management of idiosyncratic drug-induced liver injury：systematic review and meta-analysis of randomised clinical trials［J］. Pharmacol Res，2021，164：105404. DOI：10. 1016/j. phrs. 2020. 105404.

［160］ Li X，Zhou J，Chen S，et al. Role of bicyclol in preventing chemotherapeutic agent-induced liver injury in patients over 60 years of age with cancer［J］. J Int Med Res，2014，42（4）：906 - 914. DOI：10. 1177/0300060514527058.

［161］ Chen Y，Ye P，Ren C，et al. Pharmacoeconomics of three therapeutic schemes for anti-tuberculosis therapy induced liver injury in China［J］. Open Med （Wars），2018，13：53 - 63. DOI：10. 1515/med-2018-0010.

［162］ 吴玉娇，张晶，杨艳玲. 异甘草酸镁预防恶性肿瘤化疗药致肝损伤的有效性和安全性的系统评价［J］. 中国医院用药评价与分析，2021，21（03）：333 - 337.

［163］ Chu NH，Li L，Zhang X，et al. Role of bicyclol in preventing drug-induced liver injury in tuberculosis patients with liver disease［J］. Int J Tuberc Lung Dis，2015，19（4）：475 - 480. DOI：10. 5588/ijtld. 14. 0579.

［164］ 冷楠楠，刘永军，邱玉. 5种保肝药物治疗药物性肝损伤的网状 meta 分析［J］. 中国医药科学，2022，12（08）：42 - 47，106.

［165］ 李特，陈蓉，李静蓉. 保肝降酶方案治疗丙氨酸氨基转移酶升高的慢性乙型肝炎的经济学评价［J］. 中国药房，2013，24（46）：4321 - 4324.

［166］ 李国辉，陈任安，王文清. 异甘草酸镁注射液预防血液肿瘤化疗相关肝损伤多中心临床协作研究［J］. 陕西医学杂志，2019，48（06）：787 - 790.

［167］ 秦叔逵，杨柳青，王科明. 异甘草酸镁注射液预防抗肿瘤化疗相关性急性肝损伤的随机对照、全国多中心临床研究［J］. 临床肿瘤学杂志，2017，22（02）：97 - 106.

［168］ 闫玉兰，莫永森，张冬梅. 异甘草酸镁对化疗药物致初治胃肠道肿瘤患者肝损害的预防作用［J］. 中华肝脏病杂志，2015，23（3）：204 - 208.

［169］ Hayashi PH，Rockey DC，Fontana RJ，et al. Death and liver transplantation within 2 years of onset of drug-induced liver injury［J］. Hepatology，2017，66 （4）：1275 - 1285. DOI：10. 1002/hep. 29283.

［170］ Reuben A，Koch DG，Lee WM. Drug-induced acute liver failure：results of a US multicenter，prospective study［J］. Hepatology，2010，52（6）：2065 - 2076. DOI：10. 1002/hep. 23937.

[171] Goh ET, Stokes CS, Sidhu SS, et al. L-ornithine L-aspartate for prevention and treatment of hepatic encephalopathy in people with cirrhosis [J]. Cochrane Database Syst Rev, 2018, 5 (5): CD012410. DOI: 10.1002/14651858. CD012410.pub2.

[172] Schmid M, Peck-Radosavljevic M, König F, et al. A double-blind, randomized, placebo-controlled trial of intravenous L-ornithine-L-aspartate on postural control in patients with cirrhosis [J]. Liver Int, 2010,30(4):574-582. DOI: 10.1111/j.1478-3231.2010.02213.x.

[173] Jain A, Sharma BC, Mahajan B, et al. L-ornithine L-aspartate in acute treatment of severe hepatic encephalopathy: a double-blind randomized controlled trial [J]. Hepatology, 2022,75(5):1194-1203. DOI: 10.1002/hep.32255.

[174] Sidhu SS, Sharma BC, Goyal O, et al. L-ornithine L-aspartate in bouts of overt hepatic encephalopathy [J]. Hepatology, 2018,67(2):700-710. DOI: 10.1002/hep.29410.

[175] Acharya SK, Bhatia V, Sreenivas V, et al. Efficacy of L-ornithine L-aspartate in acute liver failure: a double-blind, randomized, placebo-controlled study [J]. Gastroenterology, 2009, 136 (7): 2159-2168. DOI: 10.1053/j.gastro.2009.02.050.

[176] McPhail MJW, Farne H, Senvar N, et al. Ability of King's College Criteria and Model for End-Stage Liver Disease Scores to predict mortality of patients with acute liver failure: a meta-analysis [J]. Clin Gastroenterol Hepatol, 2016,14(4):516-525. DOI: 10.1016/j.cgh.2015.10.007.

[177] Larsen FS, Schmidt LE, Bernsmeier C, et al. High-volume plasma exchange in patients with acute liver failure: an open randomised controlled trial [J]. J Hepatol, 2016,64(1):69-78. DOI: 10.1016/j.jhep.2015.08.018.

[178] Xiong G, Yang Z, Yi J, et al. DDInter: an online drug-drug interaction database towards improving clinical decision-making and patient safety [J]. Nucleic Acids Res, 2022, 50 (D1): D1200-D1207. DOI: 10.1093/nar/gkab880.

[179] He N, Su S, Ye Z, et al. Evidence-based guideline for therapeutic drug monitoring of vancomycin: 2020 update by the Division of Therapeutic Drug Monitoring, Chinese Pharmacological Society [J]. Clin Infect Dis, 2020,71 (Suppl 4):S363-S371. DOI: 10.1093/cid/ciaa1536.

附　　录

一、名词解释

1. **固有型 DILI**　固有型 DILI 是由药物或其代谢产物对肝脏的直接毒性造成的,与剂量相关,达到一定剂量阈值或暴露水平的个体可发生肝损伤,具有可预测的特点。

2. **特异质型 DILI**　特异质型 DILI(IDILI)仅在接触该药物的少数人群发生,通常被认为与药物剂量无关,且无法根据已知的药理作用预测,其发生主要与独特的宿主特征相关,如代谢特异质和免疫特异质。

3. **间接型 DILI**　间接型 DILI 是因为某些药物通过改变或加剧先前存在的肝脏疾病(如慢性病毒性肝炎或脂肪肝),或通过改变患者的免疫系统状态而间接导致的肝损伤。例如,大剂量激素或某些单克隆抗体导致的病毒性肝炎再激活、激发免疫导致的免疫介导的肝损伤、免疫检查点抑制剂(ICI)导致的肝损伤、药物诱导的自身免疫性肝炎(DI‑AIH)等。

4. **R 值和新 R 值**　R 值 =(ALT 实测值/ALT ULN)/(ALP 实测值/ALP ULN)。ALT 缺失时,可用 AST 取代进行计算。与 R 值不同的是,新 R 值(new R,NR)是取 ALT 或 AST 两者中的高值

进行计算。

5. 再激发　DILI 恢复后,患者再次暴露于相同的可疑药物,称之为再激发。

6. 乙型肝炎病毒再激活　乙型肝炎病毒再激活（HBV reactivation，HBVr）是指乙型肝炎表面抗原（HBsAg）阳性/乙型肝炎核心抗体（抗-HBc）阳性,或 HBsAg 阴性/抗-HBc 阳性患者在接受免疫抑制剂或其他相关风险药物治疗时,HBV DNA 较基线升高≥2log,或基线 HBV DNA 阴性者转为阳性,或 HBsAg 由阴性转为阳性。

7. 海氏法则　符合海氏法则（Hy's Law）的案例被定义为由药物引起的肝细胞损伤型 DILI,其血清 ALT 或 AST≥3 ULN,同时血清 TBil 升高≥2 ULN；起病时无胆汁淤积表现（ALP≥2 ULN）；需排除 ALT 或 AST 和 TBiL 同时升高的其他原因（如病毒性肝炎、大量酒精摄入等）。

二、DILI 的常见组织病理表型、病变特征及典型药物例举

见附表 1。

附表 1　DILI 的常见组织病理表型、病变特征及典型药物例举

类型	病变特征	药物/HDS 例举
坏死性炎症		
急性肝炎	以肝实质炎症为主，小叶结构紊乱，伴或不伴融合性或桥接坏死，无胆汁淤积	异烟肼、磺胺类、氟烷、双氯芬酸、麻黄、金不换、何首乌、石蚕、白屈菜、苍术、卡瓦胡椒、阿拉伯咖啡、槲寄生、番泻叶、铁刀木、黑升麻、含地衣碱减肥药
重型肝炎、肝衰竭	严重的肝实质炎症坏死，或融合性坏死、桥接坏死，甚至全小叶坏死	对乙酰氨基酚
带状凝固性坏死	腺泡 3 带凝固性坏死，通常无明显炎症	四氯化碳、对乙酰氨基酚、氟烷、丁香油、薄荷油
	腺泡 1 带凝固性坏死，通常无明显炎症	甲酸烯丙酯、催产素
慢性肝炎	汇管区炎症为主，界面性肝炎，伴或不伴汇管区纤维化；无胆汁淤积	酚丁、甲基多巴、呋喃妥因、丹曲洛林、氯美辛、罂粟碱、硫胺类药剂、金不换、石蚕、白屈菜、卡瓦胡椒、槲寄生
单核细胞增多症样肝炎	肝窦淋巴细胞串珠样排列，Kupffer 细胞增生	苯妥英钠、对氨基水杨酸、氨苯砜
肉芽肿性肝炎	肉芽肿为主的炎症（通常无坏死），位于汇管区或小叶内	保泰松、磺胺、别嘌呤醇、吩噻嗪、青霉素

（续表）

类型	病变特征	药物/HDS 例举
胆汁淤积		
急性（轻度、肝内）胆汁淤积	腺泡 3 带肝细胞和（或）毛细胆管胆汁淤积,可见胆管损伤,但炎症轻微	C-17 烷基同化激素和孕固醇、何首乌、金不换
PBC 样胆管损伤	肝内小胆管损伤,伴或不伴胆管缺失,胆汁淤积,汇管区纤维化	氯丙嗪、氟哌啶醇、丙咪嗪、有机砷、噻苯咪唑、甲苯磺丁脲、石蚕、白屈菜
PSC 样胆管损伤	肝内中型胆管损伤及胆管周纤维化	氟尿苷
慢性胆汁淤积、胆管消失综合征	胆管缺失,胆汁淤积,汇管区纤维化	氯丙嗪、氟哌啶醇、丙咪嗪、有机砷、噻苯咪唑、甲苯磺丁脲、氟尿苷
胆汁淤积性肝炎	肝炎及腺泡 3 带胆汁淤积,可伴显著的炎症坏死	阿莫西林、克拉维酸、他汀类、白屈菜、苍术、卡瓦胡椒、番泻叶、铁刀木、黑升麻、波西鼠李皮、含地衣碱减肥药
肝细胞脂肪变		
小泡性脂肪变	小泡性脂肪变为主,炎症程度不一	乙硫氨酸、四环素、磷、乙醇
大泡性脂肪变	大泡性脂肪变为主,无明显汇管区或小叶炎症,无胆汁淤积	乙醇、甲氨蝶呤
脂肪性肝炎	腺泡 3 带肝细胞脂变、气球样变,灶性炎,窦周纤维化	马来酸哌克昔林、乙胺碘酰酮
磷脂沉积症	肝细胞和（或）Kupffer 细胞磷脂类物质沉积,肝窦腔内可见簇状聚集的泡沫状细胞	二乙氨基氧基乙烷雌酚、马来酸、哌克昔林、乙胺碘酰酮
肝血管病变		
肝窦阻塞综合征（SOS）/肝小静脉闭塞病（VOD）	肝窦内皮损伤,中央静脉或小叶下静脉闭塞或消失,可见血栓形成	吡咯里西啶生物碱、抗肿瘤药、土三七、聚合草、含吡咯生物碱茶树

（续表）

类型	病变特征	药物/HDS 例举
布-查综合征(BCS)	主要为较大的肝静脉或肝静脉流出道狭窄或阻塞,腺泡 3 带肝窦高度扩张串通,肝细胞受压萎缩	口服避孕药
肝紫癜病	肝内直径 1.5 mm 以上血囊形成,无内皮衬附,周围无纤维膜包裹	合成代谢类固醇、氯乙烯、砷化合物
肝汇管区硬化(特发性门静脉高压症,IPH)	汇管区静脉消失等	砷化合物、硫酸铜、抗肿瘤药
结节再生性增生(NRH)	弥漫性结节形成,伴或不伴轻度炎症或肝窦纤维化	6-硫代鸟嘌呤、硫唑嘌呤
适应性改变	毛玻璃样肝细胞等	抗惊厥类药物
色素沉积	脂褐素、血色素、胆红素、黑色素等	非那西丁、氯丙嗪、二氧化钍造影剂等
肝纤维化、肝硬化		
肝纤维化	汇管区周围纤维化、窦周纤维化及桥接纤维化	甲氨蝶呤、维生素 A、致慢性肝损伤药物
肝硬化	大结节型或大小结节混合型肝硬化	导致慢性 DILI、慢加急性肝衰竭类药物
肝脏肿瘤		
肝细胞腺瘤	组织病理同普通肝细胞腺瘤,有报道避孕药物相关肝细胞腺瘤停药后可消退	口服避孕药、合成代谢类固醇
肝细胞癌	组织病理同普通肝细胞癌	合成代谢类固醇、全胃肠外营养、口服避孕药、二氧化钍造影剂、氯乙烯
血管肉瘤	组织病理同普通血管肉瘤	二氧化钍造影剂、氯乙烯、砷、硫酸铜、合成代谢类固醇

注:HDS,草药和膳食补充剂;PBC,原发性胆汁性胆管炎;PSC,原发性硬化性胆管炎。

三、RUCAM 因果关系评估量表

见附表2。

附表 2　RUCAM 因果关系评估量表

药物：　　初始 ALT：　　初始 ALP：　　R 值＝[ALT/ULN]÷[ALP/ULN]＝
肝损伤类型:肝细胞型($R \geqslant 5.0$),胆汁淤积型($R \leqslant 2.0$),混合型(2.0$<R<$5.0)

	肝细胞损伤型		胆汁淤积型或混合型		评价
1. 用药至发病的时间					
	初次用药	再次用药	初次用药	再次用药	计分
○ 从用药开始					
● 提示	5～90 日	1～15 日	5～90 日	1～90 日	+2
● 可疑	<5 日或>90 日	>15 日	<5 日或>90 日	>90 日	+1
○ 从停药开始					
● 可疑	≤15 日	≤15 日	≤30 日	≤30 日	+1

注:若肝损伤反应出现在开始服药前,或停药后>15 日(肝细胞损伤型)或>30 日(胆汁淤积型),则应考虑肝损伤与药物无关,不应继续进行 RUCAM 评分。

	ALT 在峰值和 ULN 之间的变化	ALP(或 TBil)在峰值与 ULN 之间的变化	
2. 病程			
○ 停药后			
● 高度提示	8 日内下降≥50%	不适用	+3
● 提示	30 日内下降≥50%	180 日内下降≥50%	+2
● 可疑	不适用	180 日内下降<50%	+1
● 无结论	无资料或 30 日后下降≥50%	不变、上升或无资料	0
● 与药物作用相反	30 日后下降<50% 或再次升高	不适用	−2
○ 若继续用药			
● 无结论	所有情况	所有情况	0

(续表)

	肝细胞损伤型	胆汁淤积型或混合型	评价
3. 危险因素	酒精	酒精或妊娠(任意 1 种)	
○ 饮酒或妊娠	有 无	有 无	+1 0
○ 年龄	≥55 岁 <55 岁	≥55 岁 <55 岁	+1 0

4. 伴随用药

○ 无伴随用药,或无资料,或伴随用药至发病时间不相符	0
○ 伴随用药至发病时间相符	−1
○ 伴随用药已知有肝毒性,且至发病时间提示或相符	−2
○ 伴随用药的肝损伤证据明确(再刺激反应呈阳性,或与肝损伤明确相关并有典型的警示标志)	−3

5. 除外其他肝损伤原因

第Ⅰ组(6 种病因) ○ 急性甲型肝炎(抗- HAV - IgM+)或HBV 感染[HBsAg 和(或)抗- HBc - IgM+]或HCV 感染[抗- HCV+和(或)HCV RNA+,伴有相应的临床病史] ○ 胆道梗阻(影像学检查证实) ○ 酒精中毒(有过量饮酒史且 AST/ALT≥2) ○ 近期有低血压、休克或肝脏缺血史(发作 2 周以内) 第Ⅱ组(2 类病因) ○ 合并自身免疫性肝炎、脓毒症、慢性乙型或丙型肝炎、原发性胆汁性胆管炎(PBC)或原发性硬化性胆管炎(PSC)等基础疾病,或 ○ 临床特征及血清学和病毒学检测提示急性CMV、EBV 或 HSV 感染	● 排除组Ⅰ和组Ⅱ中的所有病因 ● 排除组Ⅰ中的所有病因 ● 排除组Ⅰ中的5 或 4 种病因 ● 排除组Ⅰ中的少于4 种病因 非药物性因素高度可能	+2 +1 0 −2 −3

6. 药物既往肝损伤信息

○ 肝损伤反应已在说明书中标明	+2
○ 肝损伤反应未在说明书中标明,但曾有报道	+1
○ 肝损伤反应未知	0

（续表）

	肝细胞损伤型	胆汁淤积型或混合型	评价
7. 再用药反应			
○ 阳性	再次单用该药后 ALT 升高 2 倍	再次单用该药后 ALP（或 TBil）升高 2 倍	+3
○ 可疑	再次和首次发生肝损伤时使用的另一药物联合应用，ALT 升高 2 倍	再次和首次发生肝损伤时使用的另一药物联合应用，ALP（或 TBil）升高 2 倍	+1
○ 阴性	再次单用该药后 ALT 升高，但低于 ULN	再次单用该药后 ALP（或 TBil）升高，但低于 ULN	−2
○ 未再用药或无法判断	其他情况	其他情况	0

注：总分意义判定：＞8：极可能；6～8：很可能；3～5：可能；1～2：不太可能；≤0：可排除。
ALP：碱性磷酸酶；ALT：丙氨酸转氨酶；CMV：巨细胞病毒；EBV：EB 病毒；HSV：单纯疱疹病毒；TBil：总胆红素；ULN：正常上限值。

四、报道可能导致肝损伤的中草药

见附表3。

附表3 报道可能导致肝损伤的中草药

中药学功效	中草药
发散风寒	麻黄、苍耳子、细辛、紫菀
清热泻火	天花粉
清热燥湿	黄芩、白鲜皮、苦参
清热解毒	千里光、青黛、金果榄、山豆根、土茯苓、贯众、鸦胆子、板蓝根、白花蛇舌草、穿心莲、相思子、大白顶草、望江南子
清热凉血	牡丹皮、紫草
祛风寒湿	川乌、昆明山海棠、丁公藤、草乌
祛风湿热	雷公藤、防己、黑骨藤
补血	何首乌
活血止痛	延胡索、乳香、没药
清热化痰	黄药子
化湿	苍术、佩兰
补阳	补骨脂、淫羊藿
止咳平喘	白屈菜、款冬花
温化寒痰	八角莲、半夏
温里	吴茱萸
峻下逐水	京大戟、芫花、商陆
利尿通淋	木通

（续表）

中药学功效	中草药
凉血止血	羊蹄、地榆
收敛止血	白及
温经止血	艾叶
活血调经	番红花、益母草、泽兰
活血疗伤	马钱子、及己
破血消癥	莪术、水蛭、斑蝥、喜树
理气	川楝子、香附、乌药
开窍	石菖蒲
平抑肝阳	刺蒺藜
息风止痉	全蝎、蜈蚣、牛黄
重镇安神	朱砂
养心安神	缬草、合欢皮
敛肺涩肠	五味子、五倍子、罂粟壳、石榴皮
驱虫	苦楝皮
涌吐	常山、石蒜
攻毒杀虫止痒	雄黄、蟾酥、木鳖子、土荆皮、大风子
拔毒化腐生肌	黄丹、钩吻
其他	土三七

五、常用术语缩写词英汉对照

缩略语	英文全称	中文全称
ACLF	acute-on-chronic liver failure	慢加急性肝衰竭
AIH	autoimmune hepatitis	自身免疫性肝炎
ALB	albumin	白蛋白
ALF	acute hepatic failure	急性肝衰竭
ALFSG	Acute Liver Failure Study Group	美国急性肝衰竭研究组
ALP	alkaline phosphatase	碱性磷酸酶
ALT	alanine aminotransferase	丙氨酸转氨酶
AMA	anti-mitochondrial antibody	抗线粒体抗体
ANA	anti-nuclear antibody	抗核抗体
APAP	acetaminophen	对乙酰氨基酚
ASMA	anti-smooth muscle antibody	抗平滑肌抗体
AST	aspartate aminotransferase	天冬氨酸转氨酶
ATP	adenosine triphosphate	三磷酸腺苷
AT - DILI	anti-tuberculosis drug-induced liver injury	抗结核药物性肝损伤
ATT	anti-tuberculosis treatment	抗结核治疗
BNR - 6	biochemical nonresolution-6	生化学未缓解-6模型
BSEP	bile salt export pump	胆汁酸盐输出泵
CIOMS	Council for International Organizations of Medical Sciences	国际医学组织理事会

（续表）

缩略语	英文全称	中文全称
CK－18	cytokeratin 18	细胞角蛋白 18
CLD	chronic liver disease	慢性肝病
CMV	cytomegalovirus	巨细胞病毒
CT	computed tomography	计算机断层扫描
CTCAE	Common Terminology Criteria for Adverse Events	常见不良事件术语评定标准
CTLA－4	cytotoxic T-lymphocyte associated antigen 4	细胞毒性 T 淋巴细胞相关蛋白 4
CYP	cytochrome P450	细胞色素 P450 酶系统
DAA	direct-acting antiviral agents	直接抗病毒药物
DAFLD	drug-associated fatty liver disease	药物相关脂肪性肝病
DAMP	damage associated molecular pattern	损伤相关分子模式
DBIL	direct bilirubin	直接胆红素
DDI	drug-drug interaction	药物相互作用
DDInter	drug-drug interaction database	药物相互作用分析数据库
DI-AIH	drug induced-autoimmune hepatitis	药物诱导的自身免疫性肝炎
DILI	drug-induced liver injury	药物诱导性肝损伤（简称药物性肝损伤）
DILIN	DILI network	DILI 网络（美国 2003 年创立）
DNA	deoxyribonucleic acid	脱氧核糖核酸
DRESS	drug reaction with eosinophilia and systemic symptoms	药物超敏反应综合征

（续表）

缩略语	英文全称	中文全称
EBV	Epstein Barr virus	EB 病毒
ERCP	endoscopic retrograde cholangio pancreato-graphy	内镜下逆行胰胆管造影术
ETV	entecavir	恩替卡韦
FDA	Food and Drug Administration	美国食品药物管理局
GGT	gamma-glutamyl transpeptidase	γ-谷氨酰转移酶
GLDH	glutamate dehydrogenase	谷氨酸脱氢酶
GWAS	Genome-Wide Association Studies	全基因组关联研究
HAART	highly active anti-retroviral therapy	高效抗逆转录病毒治疗
HAV	hepatitis A virus	甲型肝炎病毒
抗-HBc	anti-hepatitis B virus center	乙型肝炎核心抗体
HBsAg	hepatitis B virus surface antigen	乙型肝炎表面抗原
HBV	hepatitis B virus	乙型肝炎病毒
HBVr	hepatitis B virus reactivation	乙型肝炎病毒再激活
HCC	hepatocellular carcinoma	肝细胞癌
HCV	hepatitis C virus	丙型肝炎病毒
HDS	herbs and dietary supplements	草药和膳食补充剂
HEV	hepatitis E virus	戊型肝炎病毒
HILI	herbal medicines induced liver injury	中草药相关肝损伤
HIV	human immunodeficiency virus	人类免疫缺陷病毒
HLA	human leukocyte antigen	人类白细胞抗原系统
HMGB1	high mobility group box B1	高迁移率族蛋白 B1
HM	herbal medicines	草药

（续表）

缩略语	英文全称	中文全称
HSCT	hematopoietic stem cell transplantation	造血干细胞移植
HSOS	hepatic sinusoidal obstruction syndrome	肝窦阻塞综合征
HSV	herpes simplex virus	单纯疱疹病毒
HVOD	hepatic venous occlusive disease	肝小静脉闭塞病
ICI	immune checkpoint inhibitors	免疫检查点抑制剂
IDILI	idiosyncratic DILI	特异质型 DILI
IgG	immunoglobulin G	免疫球蛋白 G
IgM	immunoglobulin M	免疫球蛋白 M
INR	international normalized ratio	国际标准化比率
irAE	immune-related adverse events	免疫相关不良事件
MCSFR1	macrophage colony stimulating factor receptor 1	巨噬细胞集落刺激因子受体 1
MCV	mean corpuscular volume	平均红细胞容积
MELD	model for end stage liver disease	终末期肝病模型
miR - 122	MicroRNA - 122	微小核糖核酸 122
MRCP	magnetic resonance cholangiopancreatography	磁共振胰胆管造影
MRI	magnetic resonance imaging	磁共振成像
NAC	N-acetylcysteine	N-乙酰半胱氨酸
NAFLD	non-alcoholic fatty liver disease	非酒精性脂肪性肝病
NA	nucleos(t)ide analogues	核苷(酸)类似物
NAT	N-acefyltransferase	N-乙酰转移酶
NR	new R	新 R 值
NRH	nodular regenerative hyperplasia	结节性再生性增生

（续表）

缩略语	英文全称	中文全称
NSAID	non-steroidal antiinflammatory drugs	非甾体抗炎药
OPN	osteopontin	骨桥蛋白
PA	pyrrolizidine alkaloid	吡咯里西啶类生物碱
PBC	primary biliary cirrhosis	原发性胆汁性胆管炎（原称原发性胆汁性肝硬化）
PD-1	programmed cell death receptor 1	细胞程序性死亡受体-1
PD-L1	programmed cell death ligand 1	细胞程序性死亡配体-1
PICO	participants, interventions, comparisons, outcomes	对象,干预,对照,预后
PSC	primary sclerosing cholangitis	原发性硬化性胆管炎
PTPN22	protein tyrosine phosphatase non-receptor type 22	蛋白酪氨酸磷酸酶非受体22型
RCT	randomized controlled trial	随机对照试验
RECAM	revised electronic causality assessment method	改良电子化因果关系评估量表
RM	reactive metabolites	活性代谢产物
RUCAM	the Roussel Uclaf causality assessment method	Roussel Uclaf 因果关系评估法
SALF	subacute liver failure	亚急性肝衰竭
SAMe	S-adenosyl methionine	S-腺苷蛋氨酸
SB	serum bilirubin	血清胆红素
SEOP	structured expert opinion process	结构性专家观点程序
TAF	tenofovir alafenamide fumarate	丙酚替诺福韦

（续表）

缩略语	英文全称	中文全称
TBiL	total bilirubin	总胆红素
TCM	traditional Chinese medicine	传统中药
TDF	tenofovir disoprox	替诺福韦
TIPS	transjugular intrahepatic portosystemic shunt	经颈静脉肝内门腔静脉分流术
TKI	tyrosine kinase inhibitor	酪氨酸激酶抑制剂
TMF	tenofovir amibufenamide	艾米替诺福韦
TNF	tumor necrosis factors	肿瘤坏死因子
UDCA	ursodeoxycholic acid	熊去氧胆酸
ULN	upper limit of normal	正常上限值